画像と症例でみる
内科医のための
「危ないめまい・中枢性めまい」
の見分け方

中山杜人 著

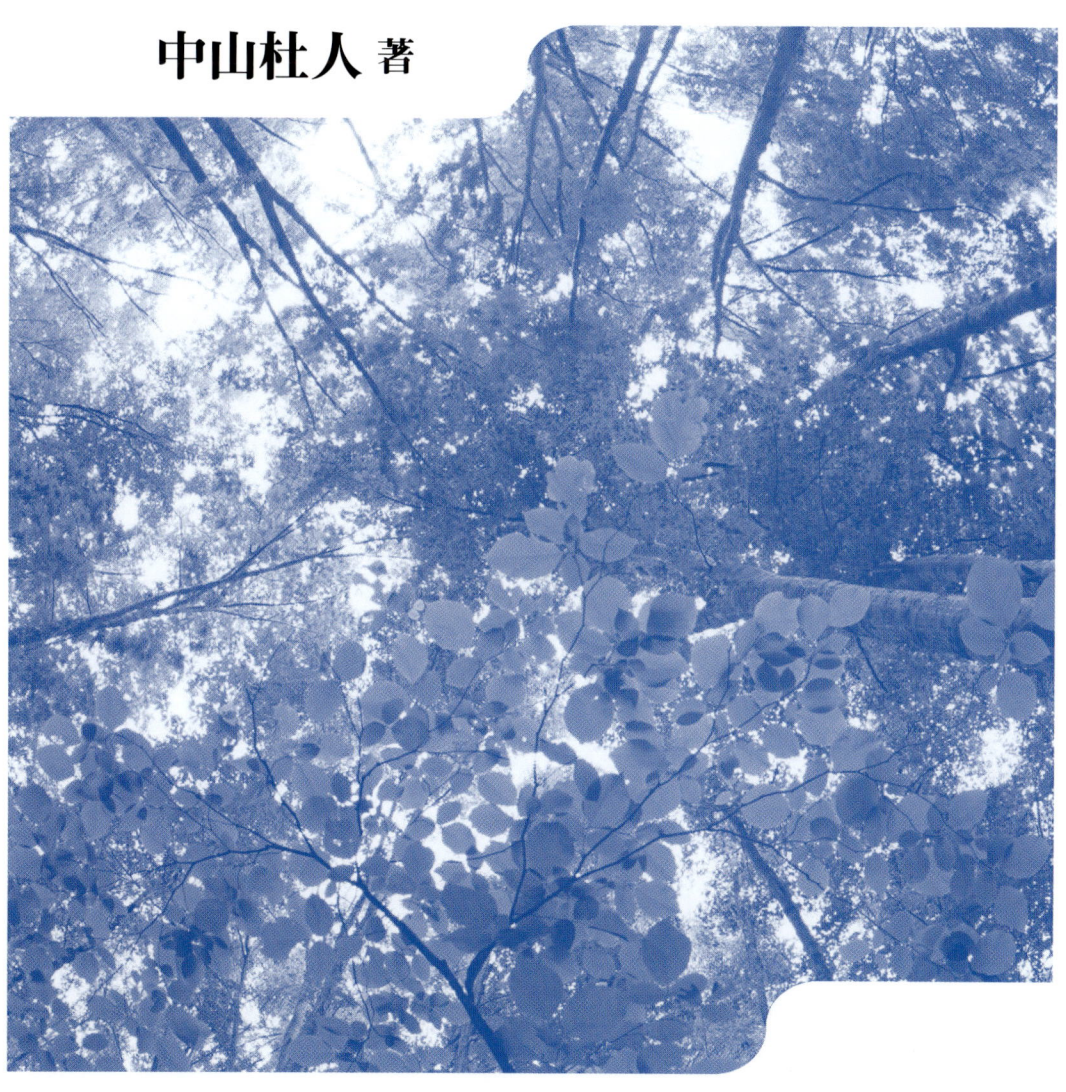

丸善出版

はじめに

　日本におけるめまい人口は，平成20年の時点において約10万人といわれている．特に最近は，高齢化に伴う種々の合併症を抱えた高齢者のめまいが徐々に増加しており，「危険なめまい」に直面するリスクが高くなってきている．また，メタボリックシンドロームを背景に中年層でも，動脈硬化の若年化で脳血管障害に繋がる危険性を帯びている．血管病変という観点に立てば，高齢者も中高年者も「危ないめまいを起こしやすい」という点ではリスクは同じといえる．

　本書は，開業医，勤務医にかかわらず，一般内科，総合内科（総合診療科）などでプライマリ・ケアに携わる医師を対象に，一見大したことのないような，日常診療上よく見かける症例に潜む「危ないめまい・中枢性めまいを見逃さない」ための「見分け方のコツ」と要諦を提供するものである．耳鼻咽喉科医向けの危ないめまい・中枢性めまいについての論文やそれに触れた書物はすでに多く出版されているが，臨床医，特に内科医向けに，その「見分け方」や，「症例と画像」をまとめて解説している書物はあまり見かけない．そこで，著者の長期に亘る臨床経験をまとめた．

　「危ないめまい」は必ずしも頭蓋内とは限らない．脳循環血液量減少を介しためまい，心疾患に伴うめまい，貧血によるめまいの原因となる消化器疾患，血栓症を生じやすい血液疾患に伴うめまいも危ないめまいとなりうる．本書はこうした疾患についても，症例を中心に記載した．

　本書の症例は，一部を除き2005年以後に著者が経験した初診のケースを選んだ．症例を具体的に挙げることを重視した目的は二つある．まず一つは「めまいはわかりにくい」という印象を少しでも払拭したいため．そしてもう一つは，「1人の臨床医が生涯に経験できる症例数は限られている」ので，診療で「困った」ときに本書で挙げた症例を役立てて欲しいと考えたからである．

　画像所見を多く掲げたのは，「危ないめまい，中枢性めまい」の症例の理解が深まるだけでなく，目で見てイメージで捉えた記憶は，長期間に亘って忘れ難いからである．

　経験的に「大切」と思う事項を「プラスワン」「診察室から」「今になってはもう聞けない」「ベテラン医の知恵袋」などのコラムの形で適所に配置した．また，「眼振所見はご免だ」，「眼振を見分けるのは難しい」と考える方々には，「眼振以外の見落としを防ぐためのキーポイント」や「この症例から学ぶポイント」を設けた．少しでも疑似体験ができるよう心を込めて書いたものである．眼振所見に興味ある方々には，症例の末尾に「眼振所見」を記し参考に供した．めまいの機序や診療のコツと進め方，具体的治療については，拙著「プライマリーケア医のためのめまい診療の進め方」を参照いただければ幸いである．

執筆にあたり，多くのご専門の諸先生方の著書を読ませていただき，参考とさせていただいた．また，本書の内容の充実のために一部引用させていただいたものは，参考文献に掲げた．各先生方のお名前は省略するが，ここに謝意を表する．

　本書が日々臨床に携わる先生方にとって，よく見かけるめまいに潜む「危ないめまい・中枢性めまいの見逃し」を防ぐ一助となることを願い，役に立てていただければ幸甚である．

2011年1月

中山　杜人

謝　辞

　本書を，大学院の頃から多年に亘り，数多くの懇切なご指導を賜り，本書の刊行をお見せする前に逝去された恩師，群馬大学耳鼻咽喉科 亀井民雄名誉教授に捧げます．

　また，めまいの外来につきご協力いただいた，額田記念病院 森下健院長（前東邦大学第一内科主任教授）とMRI所見のアドバイスを頂戴した老健ぬかだ 柴田家門施設長（東邦大学脳神経外科名誉教授），原稿の推敲とタイトルのチェックをお願いした依田耳鼻咽喉科医院 依田勝院長，MRIにつき御教示いただいた湘南記念病院放射線科 黒木一典医師，資料提供を快諾してくれた三輪医院 三輪末男前院長，千場 純院長，原稿に関するアイディアと，入院・外来を支えてくれた衣笠病院内科 松本正夫医長，イラスト挿入の助言をしてくれた自治医科大学 福田和仁医師に感謝します．

　そして，種々支援を与えてくれた額田記念病院X線技師 金城栄氏，検査科 小俣宣夫氏に謝意を表します．

目　次

第0章：「めまい診療」へのウォーミングアップ

- めまいはその人に注意を促すための警告でありイエローカードである　2
- 背後に重大疾患が隠れていることがある　3
- ここで一言（2つの症例提示）　4
- めまい診療7つのエッセンス　6

第1章：内科からみた末梢（内耳）性めまい，危ないめまい，中枢性めまい

1. 内科を受診するめまい　8
2. めまいを起こす責任病巣は内耳だけではない　9
3. 末梢（内耳）性めまいにはどんな疾患がある？　9
4. 危ないめまい，中枢性めまい　11
5. 危ないめまい，中枢性めまいにはどんな疾患がある？　12
6. その他の中枢性めまい　14
    - ベテラン医の知恵袋：1　末梢（内耳）性めまい　10
    - ベテラン医の知恵袋：2　発作性頭位眩暈（広義）の定義　14

第2章　危ないめまい，中枢性めまいを見逃さないコツ

- ステップ1：背景因子に注目する　18
- ステップ2：医療面接（いわゆる問診）　19
- ステップ3：診察時の注意点　23
- まとめ　24
    - ベテラン医の知恵袋：3　椎骨脳底動脈循環不全を見分ける症状　25

第3章　危ない中枢性めまい —頭蓋内とその周辺疾患を見逃さないために—

- 症例1：良性発作性頭位眩暈と同じ眼振所見を呈した小脳梗塞の男性　28
- 症例2：ふらつきを主訴に受診し，橋梗塞が確認された糖尿病の高齢男性　30
- 症例3：両耳が突然聞こえなくなり，まもなく意識消失となった女性　31

症例 4：メニエール病と診断されてから1年7カ月後に小脳梗塞を発症した男性　32
症例 5：前庭神経炎と診断されそうな糖尿病患者の強い回転性めまい　35
症例 6：めまい後3日して，左不全麻痺となった30代男性　38
症例 7：軽いめまい，軽度頭痛で受診した10代女性の内頸動脈瘤　39
症例 8：回転性めまい後ふわふわ感が続き，MRAで内頸動脈瘤が発見された男性　40
症例 9：耳後部痛とめまいにて来院し，椎骨動脈瘤が発見された高齢男性　42
症例 10：めまい感とふらつきを主訴に受診した大きな脳動脈瘤の高齢男性　44
症例 11：めまいで診療所を受診し，3カ月後に脳内出血となった，5カ所に脳動脈瘤が発見された高齢女性　45
症例 12：メニエール症候群と診断されていた小脳梗塞の高齢男性　46
症例 13：めまいで受診後5日目に構音障害が出現した橋梗塞の男性　47
症例 14：嘔気，ふらつきを主訴に受診した転移性小脳腫瘍の高齢男性　48
症例 15：めまい感と頭頂部の頭痛を訴えた，側頭葉動静脈奇形の女性　49
症例 16：軽度のふらつきで中脳梗塞が判明した糖尿病の男性　50
症例 17：回転性めまい以後，めまい感が遷延した中脳梗塞（親子例：母親）　52
症例 18：回転性めまいと眼前暗黒を伴った中脳梗塞（親子例：娘）　53
症例 19：中枢性発作性頭位眩暈（狭義）後5カ月してMLF症候，脳幹梗塞を生じた血液透析中の男性　54
症例 20：回転性めまいで受診し，脳出血が判明した男性　57
症例 21：ふらふら感のめまいで「高血圧によるめまい」と診断されていた脳梗塞の40代男性　59
症例 22：20年前からメニエール症候が続いた聴神経腫瘍の高齢女性　61
症例 23：良性発作性頭位眩暈と区別できない眼振所見を呈した小脳梗塞の高齢男性　63
症例 24：橋梗塞と内頸動脈狭窄が認められた中枢性発作性頭位眩暈（狭義）の高齢男性　64

第4章　中枢性めまい（1）―中枢性めまいの症状と臨床例―

症例 25：風邪症状で解熱後，ふらつきと複視が続いた急性散在性脳脊髄炎の女性　66
症例 26：種々の治療に反応せず，ゾビラックス®内服によりめまいが完全に消失した仮性ダンディ症候の30代女性　67
症例 27：右上を向いたときのみめまい，眼前暗黒を訴えた椎骨脳底動脈循環不全の40代男性　68
症例 28：メニエール病に酷似した症状を呈した椎骨脳底動脈循環不全（hemodynamic type）の男性　70
症例 29：浮遊耳石置換法の繰り返しを指示され，常に「ぐらぐら感」が続くようになってしまった女性　71
症例 30：浮遊耳石置換法では改善せず，薬物療法にてめまいが消失した頸椎後彎症が基盤の中枢性発作性頭位眩暈（狭義）　73
症例 31：ふわふわするめまいで原因不明とされた頸性めまいの女性　75
症例 32：回転性めまい後，意識消失となった女性　79
症例 33：頸椎椎間板ヘルニアが既往にあり，起立性低血圧，椎骨脳底動脈循環不全の諸症状を呈した中年男性　80

第5章　中枢性めまい(2) ―主に中枢性発作性頭位眩暈(狭義)について―

症例 34：黒内障，脳梗塞の既往のあるぐらっとするめまい　84
症例 35：一見良性発作性頭位眩暈（後半規管型），しかしMRAで強い脳動脈硬化と内頸動脈瘤が発見された高齢女性　86
症例 36：左椎骨動脈が起始部で強く屈曲していた中枢性発作性頭位眩暈（狭義）　88
症例 37：左椎骨動脈起始部でループ形成が認められた中枢性発作性頭位眩暈（狭義）　89
症例 38：頸椎変形をベースに中枢性発作性頭位眩暈（狭義）を起こし，境界型糖尿病が発見された高齢男性　90
症例 39：内服薬に加え，枕を低くし，マッサージ療法を行うことによりめまいが消失した中枢性発作性頭位眩暈（狭義）　92
症例 40：問診で判明した眼前暗黒，意識消失を伴ったぐらぐらするめまい　94
症例 41：「良性発作性頭位眩暈」と診断されたが，めまいが続く40代男性　98
症例 42：椎骨動脈起始部に著明な屈曲を認めた中枢性発作性頭位眩暈（狭義）　100
症例 43：橋に高信号が認められた中枢性発作性頭位眩暈（狭義）　103
症例 44：良性発作性頭位眩暈と酷似した所見で，頸椎症性脊髄症と高血圧，糖尿病を背景とした，中枢性発作性頭位眩暈（狭義）　107
症例 45：嗅覚障害で，点鼻薬の鼻腔への注入を懸垂頭位で行うことを指示され，中枢性発作性頭位眩暈（狭義）が誘発された女性　110
症例 46：中枢性発作性頭位眩暈（狭義）を起こした線維筋痛症の40代女性　112

第6章　危ないめまいは頭蓋内とは限らない

症例 47：「良性発作性頭位眩暈」と酷似していたが，発作性心房細動が発見された女性　116
症例 48：心房細動があり，橋に虚血を認める症例へのイソバイド投与　118
症例 49：中枢性発作性頭位眩暈（狭義）後4カ月して狭心症を起こした高齢女性　120
症例 50：中枢性発作性頭位眩暈（狭義）後11カ月して心筋梗塞を起こした女性　122
症例 51：診察終了直後にめまい，後頭部頭重感を訴え，再診察にて心房細動が発見された高齢男性　125
症例 52：中枢性発作性頭位眩暈（狭義）で僧帽弁閉鎖不全が発見された高血圧の男性　126
症例 53：良性発作性頭位眩暈（水平《外側》半規管型）と酷似した眼振所見を呈した，洞不全症候群の高齢男性　127
症例 54：回転性めまいを主訴に受診した胃癌の男性　129
症例 55：心療内科と併診し，パニック障害とめまいが治まった高齢女性　130
症例 56：眼前暗黒を伴うめまい後7年で，一過性脳虚血発作を2回起こした真性多血症の女性　131

参考文献　133
索　　引　135

今になってはもう聞けない

(1) 低髄液圧症候群　60
(2) Powers 症候群　69
(3) Bow hunter's stroke（Bow hunter 症候群）　82
(4) 神経血管圧迫症候群　114

診察室から

1. 回転性めまいが唯一の症状の小脳梗塞　34
2. 出血関連の症例　58
3. 左右へのふらつきと，ふらふら感を訴えた聴神経腫瘍　62
4. 若年者の頸性めまい（Bow hunter 症候群？）　77
5. 良性発作性頭位眩暈と区別できない所見で，橋に高信号，右椎骨動脈の低形成，右中大脳動脈の狭窄が認められた女性　104
6. 見過ごせないのは良性発作性頭位眩暈とそっくりな眼振所見を呈する中枢病変　108

プラスワン

1. 一見すると末梢（内耳）性のようにみえる眼振　36
2. 救急患者の場合，眼振の方向や性質から中枢性めまいを判別できるか？　37
3. 軽度のめまいでも，椎骨動脈瘤のことがある!!　43
4. 軽度の非回転性めまいで，後頭部痛もない小脳出血　51
5. 内側縦束症候群（MLF 症候群）とは？　56
6. 若年患者の中枢性めまいにも注意！　58
7. 持続するめまい感の患者をどう扱うか？　72
8. 職歴の聴取も忘れずに　99
9. 良性発作性頭位眩暈とよく似た所見の症例について　101
10. 「良性発作性頭位眩暈の原因は内耳の半規管にあり」？　117
11. メイロン®はエビデンスがない？　119
12. 狭心症発作とめまい発作を同時に起こしていたケース　124
13. 不整脈とめまい　128
14. 熱中症でもめまいを生じることがある　132

- **最前線の医師のためのワンポイントレッスン：1**　43
- **最前線の医師のためのワンポイントレッスン：2**　72

第0章

「めまい診療」へのウォーミングアップ

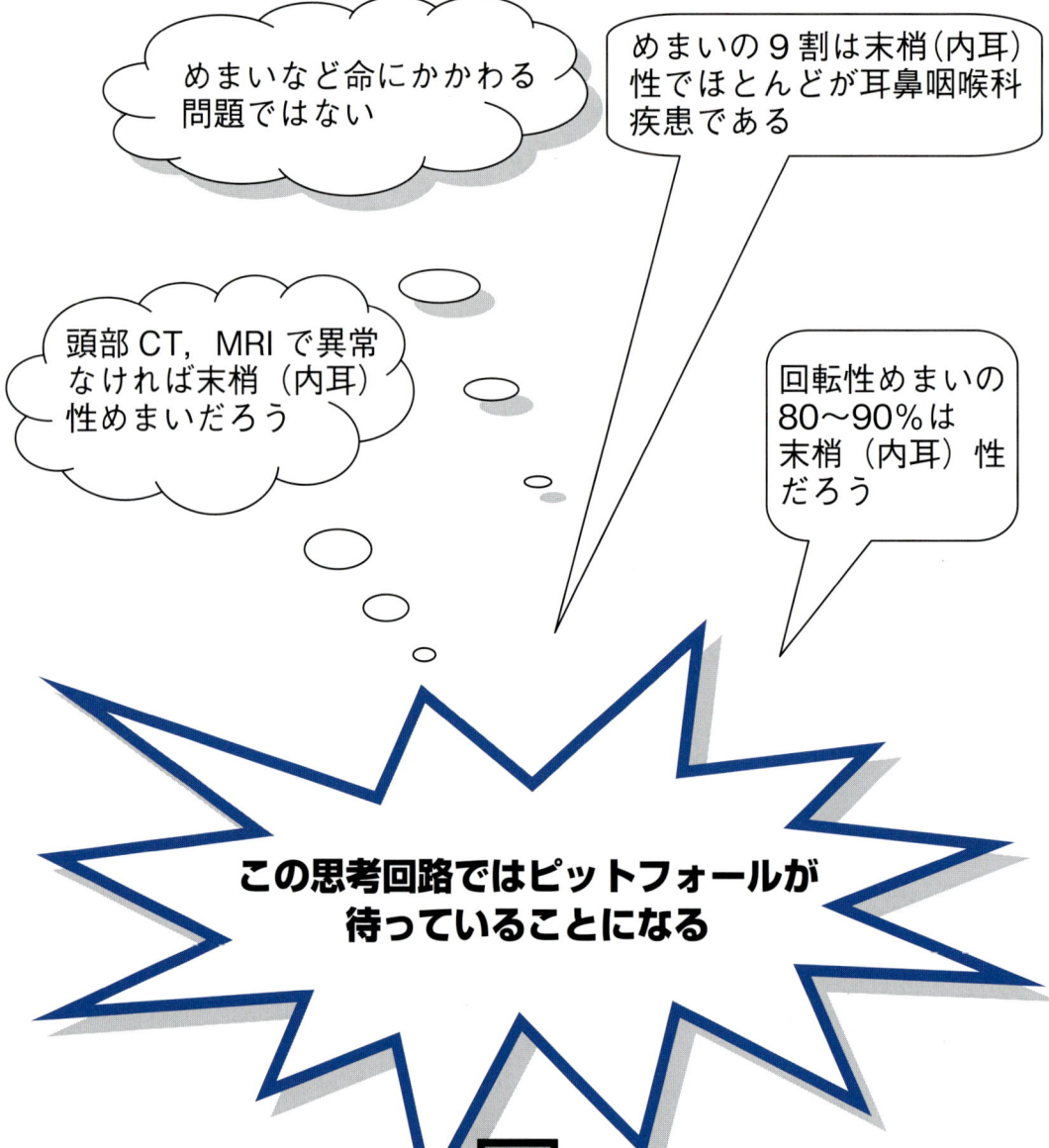

危ないめまい・中枢性めまいは激しいめまいとは限らない
軽いめまい，ふらつきの中にも隠れていることがある

今や40歳以上の米国成人の35.4%にめまいやふらつきがある[2]

多くは自然治癒するかまたは近医を受診する

病院を訪れる人は強いめまい，不安による精査希望，あるいは治らなくて受診する

 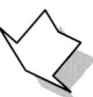

共通点

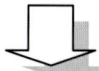

背後に重大疾患が隠れていることがある

● 激しい回転性めまいが耳鼻咽喉科的めまいとは限らない！

末梢（内耳）性だけでなく，明確な神経症候を伴わない中枢性めまい（頭蓋内の出血，梗塞）でも十分起こりうるので，めまいの発症様式や強弱のみでの判断は危険である．

● 危ないめまいは頭蓋内とは限らない！

危ないめまいは循環器疾患，血液疾患，貧血（消化器疾患），低血糖のこともある．

　以上，日常診療で臨床医が気になる「危ないめまいの見分け方のコツ」や「中枢性めまい鑑別のコツ」を目で診る「画像」を含め，症例を中心に本文に記載した．

ここで一言

眼振所見で**良性発作性頭位眩暈**のように見えたが，後日小脳梗塞が判明しためまい救急患者

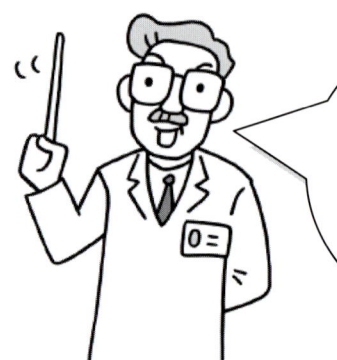

高齢者はよほど自信がない限り，内耳に起因する「良性発作性頭位眩暈」と安易に診断しない方が得策です．ほぼ100％内耳といわれているタイプ（後半規管型）でも中枢性のケースがあります．詳細は本文参照を．

当日の頭部CTは問題なし
後日の頭部MRIで判明

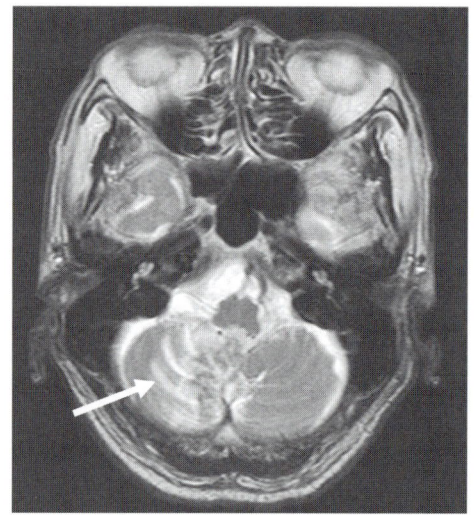

（詳しくは本文症例23を参照）

ここで一言

軽いめまいにて受診した若年者の内頸動脈瘤

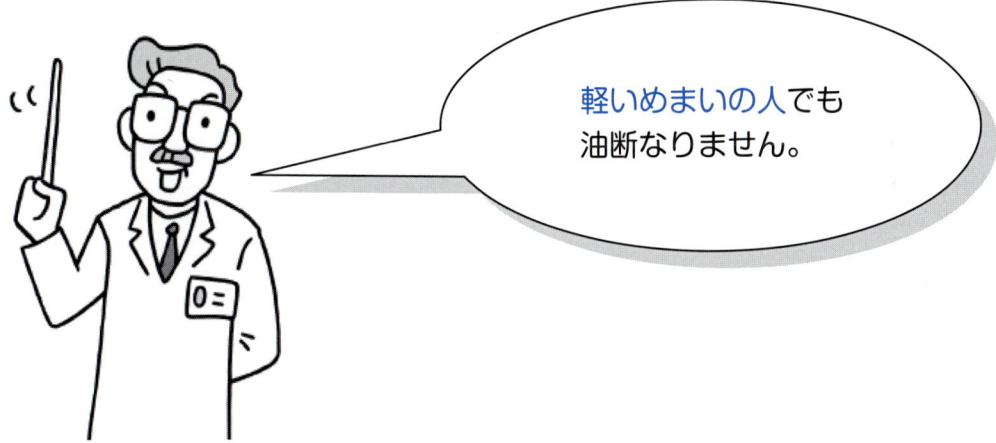

軽いめまいの人でも油断なりません。

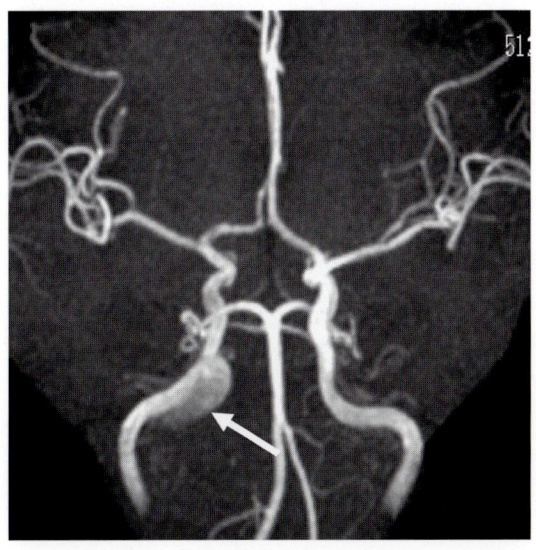

（詳しくは本文症例7を参照）

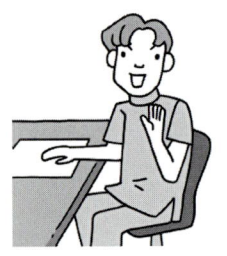

めまい診療
7つのエッセンス

❶**めまいを起こす責任病巣は内耳とは限らない**．「めまいは内耳」「めまい，特に回転性めまいの8〜9割は末梢（内耳）性で耳鼻咽喉科疾患が多い」という思い込みは，**危ないめまいの見落としに繋がる**．

❷**頭部CT，頭部MRIで脳に異常なければ，末梢（内耳）性めまい，耳鼻咽喉科的疾患，つまりメニエール病や良性発作性頭位眩暈，前庭神経炎であるという思考プロセスは誤りである**．（頭部CTや頭部MRIのみで脳の循環不全を証明するのは困難．**頭・頸部MRAで血管をよく見ておくことがコツ**）

❸糖尿病，高血圧，高脂血症，喫煙などのリスクファクター（危険因子）を抱えた中高年者，65歳以上の高齢者は，たとえ「良性発作性頭位眩暈」と思われても，頭部MRI，MRA（できれば拡散強調画像と頸部MRAも）をチェックしておく．

❹**高齢者は**，背後に潜む脳梗塞，脳出血，椎骨動脈の動脈瘤，狭窄，閉塞，内頸動脈瘤，頸動脈狭窄さらには**心疾患に注意**．（危ないめまいは脳とは限らず）

❺頭部MRIが異常なく，方向固定性（定方向性）眼振があれば，前庭神経炎？………．答えは否である．（前庭神経炎の多くは，耳鳴，難聴を伴わない通常は1回限りの強い回転性めまいが前提であり，**繰り返す回転性めまいを前庭神経炎とはいわない．診断基準に従えば決して多くない！**）

❻症状がめまいのみで，椎骨脳底動脈系の狭窄，閉塞がみられず，神経症状を伴わない**hemodynamic type**の椎骨脳底動脈循環不全を忘れずに．**この疾患が前庭神経炎と間違われやすいと思われる**．

❼**救急の場合**，最初は一見末梢（内耳）性めまいのように見えても，**数日以内に他の神経症状が出現し，眼振所見も変化することがある**．このときになって小脳，脳幹の梗塞が判明することあり．（初診時に頭部MRIが撮れる場合，拡散強調画像も忘れずに．さらに経過をみることも重要）

第1章

内科からみた
末梢（内耳）性めまい，危ないめまい，中枢性めまい

1. 内科を受診するめまい

　一般的に末梢（内耳）性めまい，つまり耳鼻咽喉科的なめまいは，耳鳴（＝耳鳴り），難聴のような蝸牛症状を随伴しない良性発作性頭位眩暈や前庭神経炎は別として，多くは片側の（時に両側）耳閉塞感，耳鳴，難聴を伴うことが多い．時には「音が耳に響く」と訴え，疾患によっては聴力が悪化と改善を繰り返す（聴力変動）こともある．対照的に，内科においては，高齢者によくみられるようなふだんから存在する耳鳴は別として，めまい発作に随伴して，聴力変動が起きたり，あるいは耳鳴が増強したり，減弱したりするようなことは非常にまれである．それ故，めまいすなわちメニエール病，あるいはメニエール症候群，良性発作性頭位眩暈，とりあえず末梢（内耳）性めまい，つまり耳鼻咽喉科という短絡的な思考プロセスは得策ではない．

　グラフ１に，平成19年１月～20年12月の２年間において，著者が経験した内科外来におけるめまい患者の年齢別頻度を示す．このデータからわかるように，60歳以上の人が62％を占める．さらに，40歳以上を含める中高年者は86％と圧倒的に多いので，このことからも末梢（内耳）性めまいは内科においては，耳鼻咽喉科に比べ決して多くない．

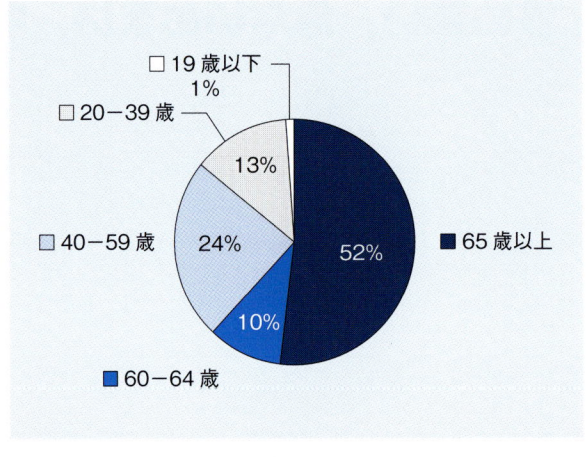

グラフ１

　小田は耳鼻咽喉科での高齢者の頻度は20％であり，高齢者のめまいは中枢性が多く，脳梗塞と椎骨脳底動脈循環不全が多いと報告している[3]．2010年総務省の発表では，65歳以上の人口が前年より46万人多い2944万人となり，世界でも類をみないほどの高齢化率を示した．2005年の統計では米国の高齢化率は12％台，英国は15％台である．高齢者のめまいに遭遇する確率は米英に比較してもはるかに大きいと推測される．つまり米英よりも中枢性めまいを診る機会が多くなることになる．

　耳鼻咽喉科のデータがそのまま内科に持ち込まれると，内科においても末梢（内耳）性めまいが多いという錯覚に陥ってしまう．めまいはほとんど末梢（内耳）性という思考回路が脳にセットしてあると，危ないめまい，中枢性めまいの疾患を記憶中枢から真っ先に引き出すという作業が遅れ，見逃しに繋がる恐れがある．特に世間でよく知られているメニエール病は，著者の内科めまい外来においては全めまい症例の0.6％（耳鼻咽喉科のめまい外来でも，3～5％[1]，施設によっては10％程度）である．

少なくとも一般内科では，「椎骨脳底動脈循環不全によるメニエール病様症候」は別として，高齢になってから発症するメニエール病を診る機会はほとんど皆無に近く，自験例においても，最近1例を経験したのみで，高齢者のメニエール病はほとんど若い時から継続してきたケースである．また気を付けなければならないのは，小脳梗塞の場合，軽いめまい感のみで終わってしまうこともあるし，回転性めまいを生じても，2時間程度で消失し，その後はめまい感をほとんど残さない症例もある（診察室から1を参照）．

2. めまいを起こす責任病巣は内耳だけではない

「めまいは血圧のせい，原因がよくわからないと耳鼻咽喉科的な末梢（内耳）に起因するのだろう」という結論に陥りやすい．
　脳幹の前庭神経核，小脳（特に小脳虫部の一部と結節，片葉は前庭小脳とも称される）は内耳と共に発生学的に同じである．つまり兄弟の関係にある．すべて眼運動に関与しているので，どの場所が障害されても，眼振が生じ，同様な回転性めまいや非回転性めまいが起こりうる．

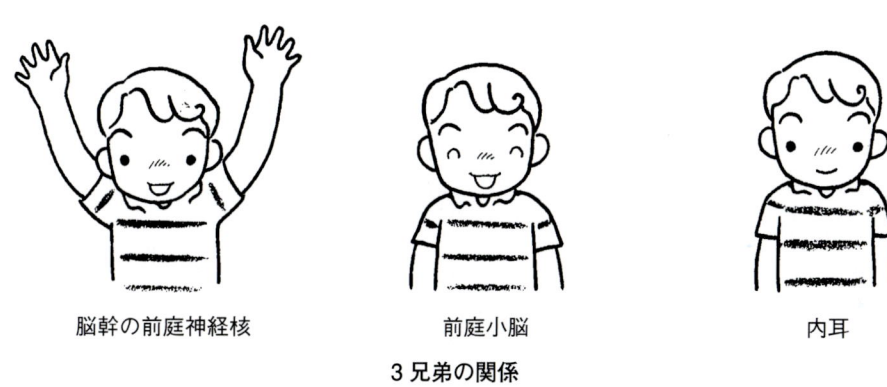

3兄弟の関係

3. 末梢（内耳）性めまいにはどんな疾患がある？

　著者は過去に，耳鼻咽喉科医としてめまいを診察した経験があるが，本題の危ないめまい，中枢性めまいに入る前にまず末梢（内耳）性めまいにはどのような疾患があるのか一通り頭に入れておくとよい．以下に示す．

ベテラン医の知恵袋：1

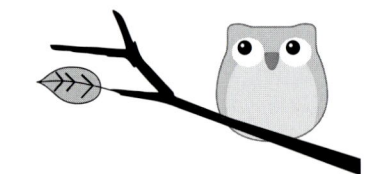

末梢（内耳）性めまい

1. **メニエール病**―多くは一側の耳鳴，難聴が先行し，初期のうちは回転性めまいが治まるのと時を同じくして耳鳴，難聴は改善する．しかし，めまい発作を繰り返すうちに一側の高度難聴に陥るのが特徴（経過中，両側メニエール病を発症することはあるが，自験例ではなし）．
2. **良性発作性頭位眩暈**（Benign paroxysmal positional vertigo, BPPV）―耳鳴，難聴がなく，変性した耳石塊が半器管の中を浮遊したり半器官膨大部のクプラに付着したりするためにめまいが生じるといわれている．
3. **突発性難聴に伴うめまい**―回転性めまいは1回限りで繰り返さない．ただ，その後軽度のめまい感を起こすことがある．
4. **前庭神経炎**―難聴，耳鳴のない，嘔気，嘔吐を伴う強い回転性めまい．めまいを反復することはほとんどない．厳密には温度眼振検査で，一側または両側の半規管機能の高度低下または廃絶の証明が必要．
5. **耳性帯状疱疹**（❶外耳道,耳介の疱疹，❷ウイルス性内耳炎，❸顔面神経麻痺があればラムゼイ・ハント症候群となる）❶，❷，❸のうち1つでも欠ければ「不全型」と称する．
6. **流行性耳下腺炎に伴う耳鳴，難聴，めまい**（ウイルス性内耳炎）
7. **慢性真珠腫性中耳炎から波及した内耳炎**（内耳炎の多くはこのタイプ）
8. **SM，KM，EVM**（一般名：エンビオマイシン，商品名：ツベラクチン）**中毒によるめまいと平衡障害**[4]―両側前庭機能障害が同時に進行するので，眼振，自覚症状が出現しにくく発見が遅れやすいのが特徴．
9. **遅発性内リンパ水腫**[5]―過去に一側性高度感音難聴のある人が数年ないし数十年を経て，進行性の内リンパ水腫を起こし，メニエール病と酷似しためまいを生じる．
10. **外リンパ瘻**

前庭神経炎について（注：耳鳴がないのが前提である）

内科においては，「めまい」でよく「前庭神経炎」の病名が取り上げられるが，注意すべきは，回転性めまい発作は数時間続き，多くは耳鳴，難聴を伴わず，しかも強い発作は通常1回限りであり，繰り返す回転性めまいを前庭神経炎とはいわない．ただ，めまい発作の後，頭部を左右に振ったり，体動時あるいは歩行時のふらつきなどが4～5カ月間に亘って続くことが多い．さらに温度眼振検査で半規管の高度機能低下または機能廃絶状態が証明されていること．こうした検査とMRの検査なしに，最初の1回目のめまい発作の段階で即座に「前庭神経炎」と確定診断しない．

時に1週間から10日前後に風邪症状があったことを聞き出すと参考になることがある．内科では頻度が少ないし，耳鼻咽喉科でも決して多くはないことを頭の隅に刻み込んで置く．

著者も60歳以上の人の前庭神経炎を経験してはいるが，高齢者の前庭神経炎を診断する前に，めまい以外に中枢神経症状がなくても，脳梗塞（特に後下小脳動脈内側枝の小脳梗塞）や椎骨動

脈の狭窄，閉塞，解離などの中枢性疾患が隠れていることもあり，MRI，MRA を駆使してそれらを確実に否定しておく必要がある．

総合内科医向けの本や雑誌，あるいは医師会の講演などで，「定方向性眼振があれば前庭神経炎を考える」といわれているが，おそらく椎骨脳底動脈循環不全の hemodynamic type がかなり含まれているのではないかと思われる．この意味で，あまり容易に前庭神経炎の診断名は付けない方がよい．

4. 危ないめまい，中枢性めまい

現代の中高年者は糖尿病，高血圧，高脂血症，心房細動，内臓肥満等を抱えていることが多く，こうしたケースは動脈硬化を基盤に危ないめまいや中枢性めまいを起こす確率が高い．高血圧は最も頻度の多い危険因子（リスクファクター）であり，特に糖尿病と高血圧の合併例が重要で，これらの疾患を同時に抱えている人は「脳血管障害予備軍」とも言われる．糖尿病は最近の厚労省によれば，「糖尿病の疑い」まで含めて推計 2270 万人と発表されており，特に糖尿病は血糖値と血小板凝集能が正相関すると言われているので，血管病変によるめまいは時代の流れと言える．

高齢者のめまいについては，TIA を含めて 70〜80％が脳血管障害という報告もある[6]．

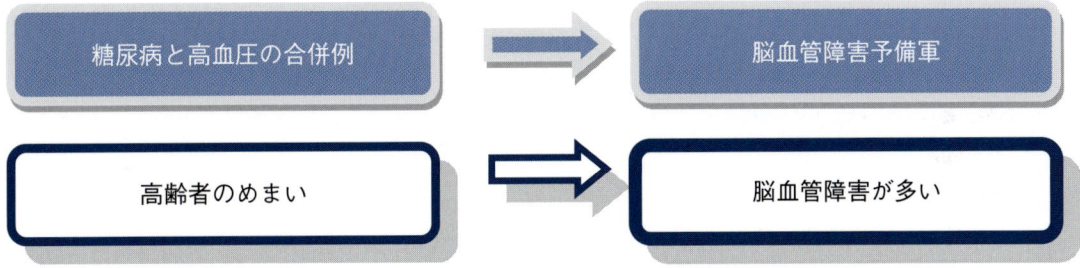

脳幹や小脳の出血や梗塞では，末梢性めまいと同様の急速かつ激しいめまいを生ずるため，発症の様式のみでの鑑別は困難である[7]．特にコントロール不良の高血糖を有する糖尿病患者の場合，回転性めまいのみでなく，ふらっとする，ぐらっとするという軽度のめまいであっても，最初から良性発作性頭位眩暈や前庭神経炎のような末梢（内耳）性を考えず，まず先に中枢性を考慮，ないし疑った方が見逃しも少なく無難である．とにかく，一方向への思い込みはリスクを伴う．

「回転性めまいは末梢性（内耳）性が多い」，「めまいは末梢（内耳）性が大半を占める」と言われているからといって，耳鼻咽喉科領域のめまいにのみ「思い入れ」をしていると，思わぬ「ピットフォール」が待っていることになる．

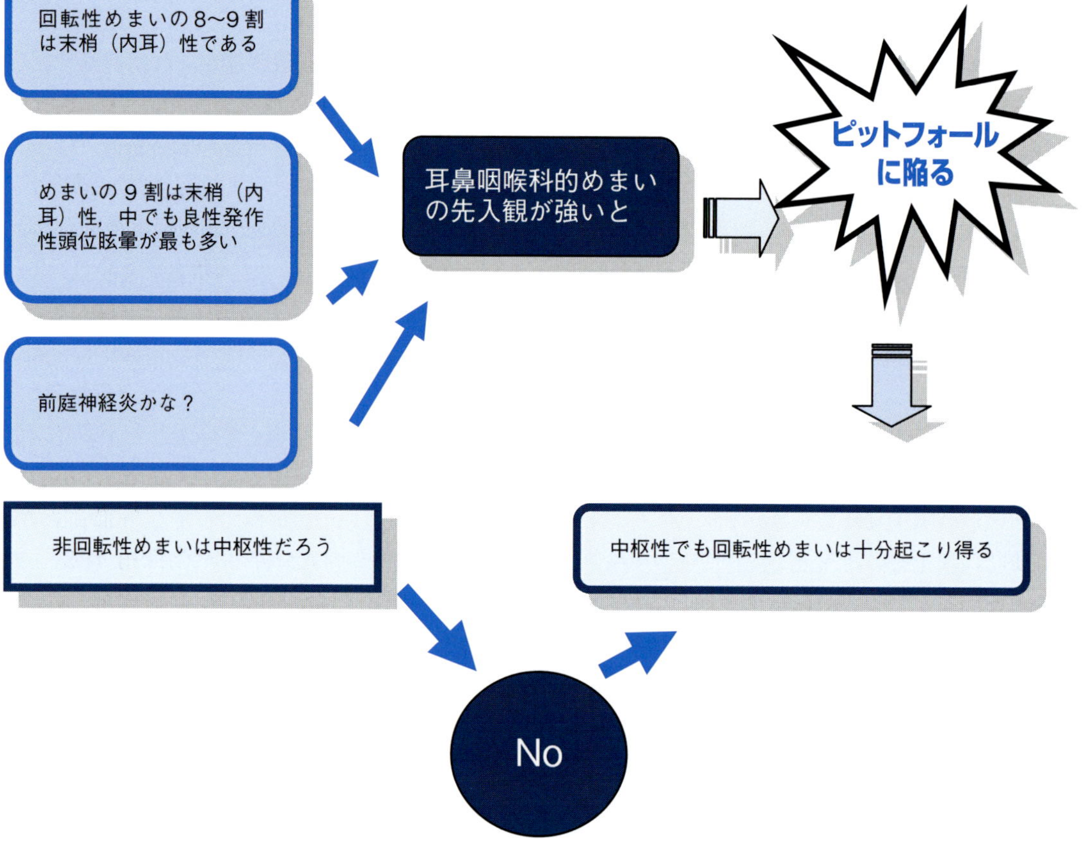

回転性めまいの8～9割は末梢（内耳）性である
めまいの９割は末梢（内耳）性，中でも良性発作性頭位眩暈が最も多い
前庭神経炎かな？
耳鼻咽喉科的めまいの先入観が強いと
ピットフォールに陥る
非回転性めまいは中枢性だろう
中枢性でも回転性めまいは十分起こり得る
No

5. 危ないめまい，中枢性めまいにはどんな疾患がある？

危ないめまい，中枢性めまいの具体例は以下の通りである．

1．脳血管障害—小脳，脳幹の梗塞，出血，腫瘍

回転性めまい
平衡障害
複視
小脳梗塞
後頭部痛

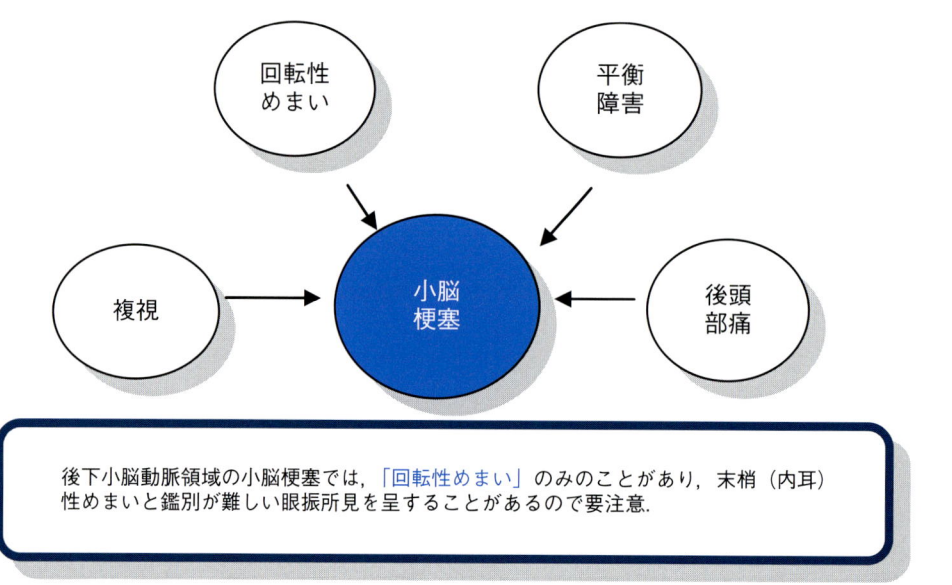

後下小脳動脈領域の小脳梗塞では，「回転性めまい」のみのことがあり，末梢（内耳）性めまいと鑑別が難しい眼振所見を呈することがあるので要注意．

小脳梗塞の場合，めまいの程度は，軽いものは急に立ち上がった時に起きたケース[8]から立ち上がれない状況のケースまで様々である．

2. **聴神経腫瘍**（末梢性の範疇に入れている成書もあるが，臨床的に中枢性とした）
3. **椎骨脳底動脈循環不全**―主に前庭神経核の虚血で起こる（成書では，めまいは数分程度と記載されているが，数時間続くこともある）

椎骨脳底動脈循環不全には2つのタイプがある[9]．1つは以前から言われている椎骨脳底動脈系の高度狭窄，梗塞病変があって神経症状が強い（vascular type）．もう1つは狭窄や閉塞病変がなくても，血行力学的機序で生じ，神経症状をほとんど伴わない（hemodynamic type）．高脂血症性めまいのほとんどがhemodynamic typeであると考えるという報告がある[10]．こういった患者の中には，血流が緩徐になるslow blood flowと呼ばれる現象がみられることがある．また，めまいの経過中にも血流が変化することがあり，めまい発作時には血流低下や左右差を示し，消失時には正常となる報告もみられている[11]．

本書で取り上げている椎骨脳底動脈循環不全は，多くが後者のタイプである（広い意味での脳血管障害，つまり慢性脳循環不全という別な表現法もある）．こうしたことから，本書では，「椎骨脳底動脈循環不全」の病名の使用頻度が多くなるのは否めない．総合内科，救急室において末梢（内耳）性めまいがかなり多いという意見があるが，このhemodynamic typeの椎骨脳底動脈循環不全が混じっているのではないかと考えられる．

4. **悪性発作性頭位眩暈**
5. **中枢性発作性頭位眩暈（狭義）**
6. **神経血管圧迫症候群**―「今になってはもう聞けない（4）」参照．
7. **大脳性めまい**
    ①脳動静脈奇形（症例15）
    ②慢性硬膜下血腫（診察室から2）
    ③正常圧水頭症によるめまい
8. **将来的に脳血管障害を起こしうる確率の高い病変がMRで発見されためまい症例**―脳動脈瘤，大脳動脈狭窄，内頸動脈狭窄，内頸動脈瘤，椎骨動脈瘤

日常の一般内科診療で遭遇しやすい症例は上記「3．椎骨脳底動脈循環不全」と「5．中枢性発作性頭位眩暈（狭義）」である．「6．神経血管圧迫症候群」のめまいは，多くは30秒以内で治まるが，ときに4時間近く続く場合がある．短時間のめまい発作が，時と場所を選ばずに，1日に何回も起こるのが特徴であり，難聴を伴うこともある．「7．②慢性硬膜下血腫」のめまいは，いわゆる非定型的なめまい感で，ふらつきや歩行障害を訴える．

グラフ2は昭和62年から平成20年12月末までの自験例の内科めまい外来症例4021例の診断名の内訳である．椎骨脳底動脈循環不全が50.6％，中枢性発作性頭位眩暈（狭義）が29.6％とかなり多い．

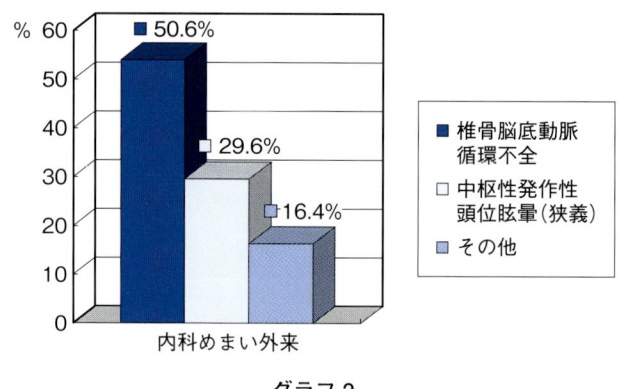

グラフ 2

6. その他の中枢性めまい

1. 低髄液圧症候群によるめまい―「今になってはもう聞けない（1）」参照.
2. Powers 症候群―「今になってはもう聞けない（2）」参照.
3. Bow hunter's stroke―「今になってはもう聞けない（3）」参照.
4. 鎖骨下動脈盗血症候群（Subclavian steal syndrome）―左上肢を挙げたとたんにめまいがすると聞けばこの疾患を頭に浮かべる[1]．

ここで，発作性頭位眩暈（広義）の定義について次に示す．

ベテラン医の知恵袋：2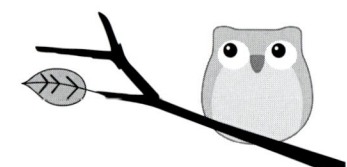

発作性頭位眩暈（広義）の定義

「中枢性発作性頭位眩暈（狭義）」はまだ正式に学会で定義付けられていないので，この本では分かりやすくするため，暫定的に「中枢性」を頭に付記し，とりあえず下記のような3分類とした．

①**良性発作性頭位眩暈**―内耳半規管に起因する
②**悪性発作性頭位眩暈**―小脳虫部，第4脳室周辺の腫瘍，出血，梗塞で起こる
③**中枢性発作性頭位眩暈（狭義）**―良性発作性頭位眩暈と区別出来ない眼振所見で，①と②の間に位置する．椎骨脳底動脈循環不全を背景にしているので「中枢性」の範疇に入る．小脳や脳幹に陳旧性小梗塞が認められる患者や，頸椎に異常所見のある患者（軽度も含めて），頸部筋群の緊張のある人などによくみかけるめまいで，内科ではこのタイプが最も多いと考えているが，耳鼻咽喉科の第一線でも「中枢性発作性頭位眩暈」として田淵らの同様の報告がある[12]．

注1：内科において，最近は「良性発作性頭位眩暈」や「良性頭位変換性めまい」の病名が容易についてしまう感あり．

　眼振所見を根拠にしているようでもなく，問診のみで診断がついてしまうようである．「自覚的に頭位変換時のめまいがあるし，確率が高いといわれているから，とりあえずこの病名にしておこう」ということなのか不明である．少なくともこの疾患は眼振所見で診断を付けるので，方向交代性眼振の裏付けがなければ，この病名は用いないようにしたいものである．眼振所見の裏付けがなければ，「めまい症」としておくのがよい．

注2：「良性発作性頭位眩暈」と即決しない！よくみかける疾患であり，外来に歩いてくるめまいの中で最も多いと思い込まない！（思い込みは重大な疾患の見逃しに繋がる！！）

　背後に内頸動脈瘤（症例35）や脳動脈瘤（症例35の参考例），解離性椎骨動脈瘤が隠れていることもある．よほど眼振所見に自信があれば別だが（専門医でも，眼振だけでは中枢性との鑑別には苦慮する），画像はしっかり撮っておきたいものである．特に救急で来院し，頭部CTで問題がなく，当日「良性発作性頭位眩暈」と診断したとしても，確率は多くないが，後日MRIで小脳梗塞が判明したり（症例23），さらに時間が経過してからも，脳卒中や狭心症，心筋梗塞を起こして救急車で来院する症例が確かに存在するのである（症例49）．

　自覚症状や問診で「良性発作性頭位眩暈」のようにみえても，心疾患がベースになっていることがあるので要注意である（症例52, 53）．

注3：めまい発作後時間が経過してから，脳梗塞，脳出血や狭心症，心筋梗塞を起こす症例について．

　こうした症例については，めまいは血管病変で起きたと思われるので，一元論的に考えれば，内耳に起因する「良性発作性頭位眩暈」ではなく，椎骨脳底動脈循環不全を基盤にした「中枢性発作性頭位眩暈（狭義）」とする方が自然である．

第2章

危ないめまい，中枢性めまいを見逃さない
コツ

> 中枢性めまい，危ないめまいを見逃さない「コツ」として，まず重要なことは，背景にある危険因子（リスクファクター）に注目し，それをしっかり脳に刻み込んで置きながら，さらに問診と診察を進めていくことである．

ステップ1：背景因子に注目する

　最前線の外来には比較的ありふれた疾患（common disease）の患者が普段押し寄せてくる．強い回転性めまいならいざ知らず，歩いて外来を訪れる患者はどうしても軽視されやすい．その中からいわば爆弾を抱えた危ない・中枢性めまいを発見するにはどうしたらよいか？そのコツはまず背景因子に注目することである（背景因子は，危険因子，リスクファクターと同じ意味）．背景因子を抱えている患者のめまいは，良性発作性頭位眩暈や前庭神経炎のような末梢（内耳）性めまいを先に考えないことである．

❶糖尿病（境界型も含む）
❷高血圧
❸心房細動
❹高脂血症
❺内臓肥満
❻喫煙

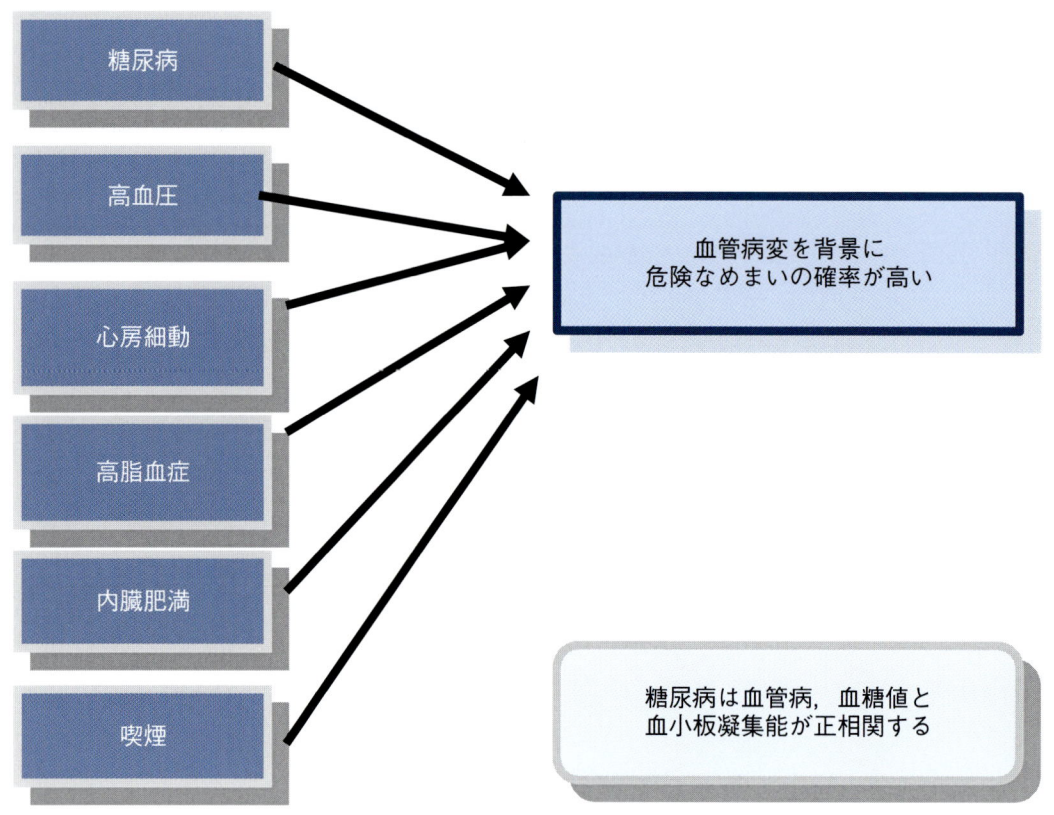

特に❶+❷は脳血管障害予備軍と言われるほど脳卒中の確率が高い.

中高年者では，いずれかの背景因子（background factor）を持つ人が多い．たとえ❶〜❻の背景因子がなく，めまいと眼振のみで神経学的に問題なくても，この年齢層の人は椎骨脳底動脈循環不全や小脳，脳幹の梗塞，出血のような血管病変を否定できない（頭部MRI，MRAが重要である）．

外来でよくみる耳鳴，難聴を伴わない回転性めまい（時に非回転性）は椎骨脳底動脈循環不全を念頭に置いた方がよい．めまいの患者を診る上で，**医療面接（問診）は重要な役割を果たす**．

ステップ2：医療面接（いわゆる問診）

臨床現場では，**医療サイドから詳しく尋ねないと患者本人が気付いていないことがある**．つまり，閉鎖型問診を行うことも診断を導く上で大切である（特にこれから述べる⑤と⑦）．特に，**めまいにしびれ，複視，頭痛（後頭部痛）のいずれかを伴ったら，中枢性めまいを疑う**[1]．後大脳動脈を含めた椎骨脳底動脈領域での梗塞では，頭痛の起こる確率は70％である．

① **物が縦に揺れる**　具体的には「障子の桟が縦に揺れる」というような自覚症状を聞き出したらそれは中枢性めまいを示唆する垂直性眼振の存在を疑う．

② **しびれ**　四肢の先のしびれ（手袋靴下型），顔面を含む半身のしびれ，口周囲のしびれ，手，口唇の半分のしびれなど．例えば，某大学病院で「良性発作性頭位眩暈」と診断された中年女性は，後日片半身のしびれが出現した．めまい後の経過を確実に観察していないと，最初，内耳が原因のめまいと考えたとしても，**後日その診断に矛盾を来すことがあるので要注意**．内科においては，糖尿病，高血圧等の慢性疾患で，めまい後を長期間診ているので，**過去の診断の補正が可能である**．

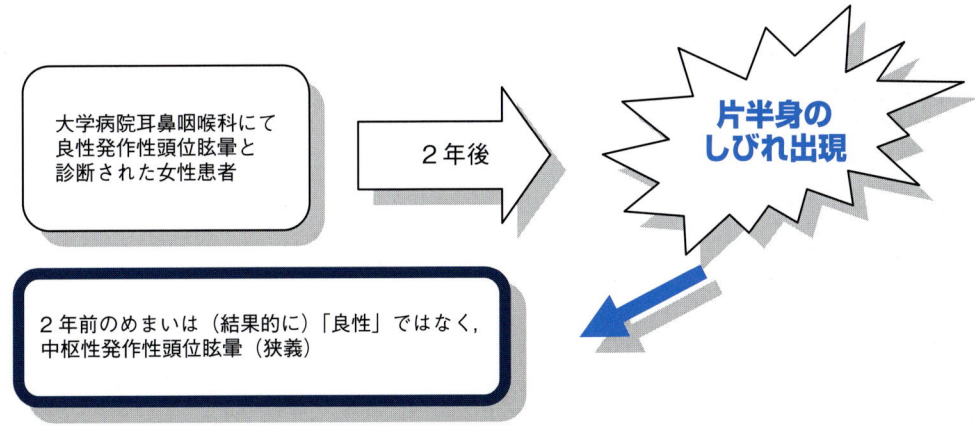

③ **複視**　複視があればそれだけで末梢（内耳）性めまいは否定される．例えば，某総合病院の救急外来で複視を訴えながらも，回転性めまいという症状が重視され，メニエール病と診断されたケースがある．患者が一側眼を閉じて対側眼で見ようとする動きをしていたら，複視を疑う必要がある．

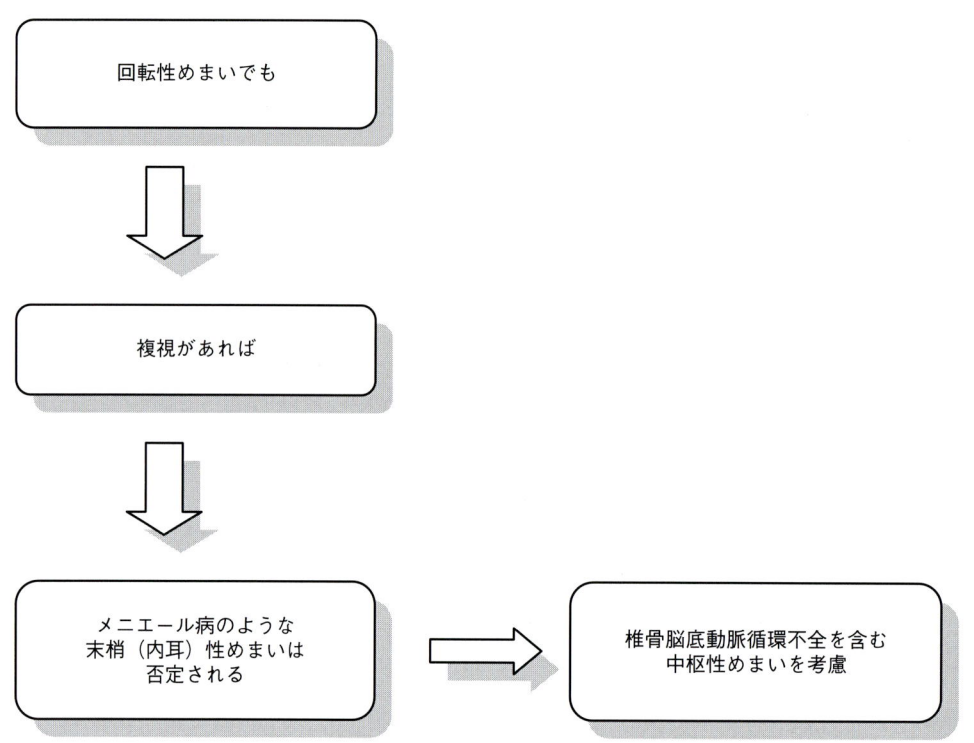

④ **頭痛，特に一側の耳後部痛，後頭部痛**　めまいに随伴して一側の耳後部痛，一側に片寄った後頭部痛は，たいていは肩こりとか椎骨動脈の血行不全のことが多いが，**ときに解離性椎骨動脈瘤のことがあるので要注意**である．しかも教科書通りに強い痛みとは限らない．軽度の痛みのみのこともあるので注意．さらに自験例であるが，右小脳梗塞と判明する1週間前に患側の「首すじ」の痛み，つまり耳後部痛を訴えていたが，強い痛みではなかった．このような症状は無視されてしまいがちである．

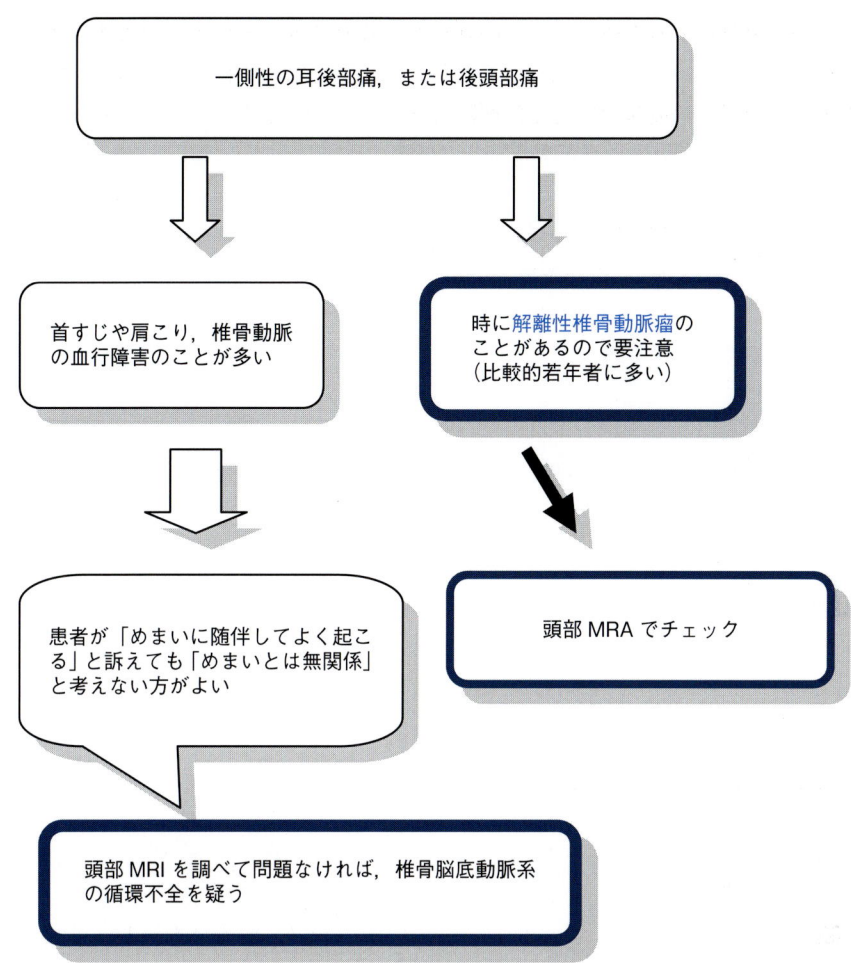

⑤ **眼前暗黒** 貧血，低血糖で起こるが後頭葉の虚血でも生じる．めまいにこの症状を伴えば，まず中枢性めまいを疑った方がよい．また，**低血糖で回転性めまいを生じることがある**（単なる「めまい」としか記載がないことが多いので注意）．患者によっては景色が真っ白になったと表現する場合がある．これをホワイトアウト（white out）と称するが，眼前暗黒（ブラックアウト black out）と同義である．他には脳底型片頭痛でも起こる．徐脈などの心疾患による全脳虚血，薬剤（降圧剤内服中）でも起こりうるので，心電図のチェックも必要である．

> ## 眼前暗黒が脳梗塞の前兆になった男性
> **眼前暗黒と回転性めまいを主訴に受診**
> **症例**：回転性めまいが夜間左下頭位を取ったときだけ起こると訴えた．明瞭な眼振はみられなかったが，10日後に再び回転性めまいと，右半身の知覚低下としびれ，構音障害，後頭部痛にて救急外来を受診した．上小脳動脈領域の梗塞の疑いで入院した．めまいに眼前暗黒を伴う時は，脳梗塞の前兆になりうることを示したケース．
>
> 眼前暗黒 → 10日後 → 脳梗塞

⑥ **一過性黒内障（眼動脈の塞栓）** 眼前暗黒は両眼だが，この症状は一側の視野が真っ黒になる．**眼底は血液の途絶**のため全体に白く虚血状態となる．回転性めまいに先んじて，つまり時間差をもって発症したケースを経験したことがある．そのようなときのめまいは当然中枢性を考える．一過性黒内障は一過性脳虚血発作に含まれるが，あまりに短時間（数秒以内）だと本人も気付いていないことがある．

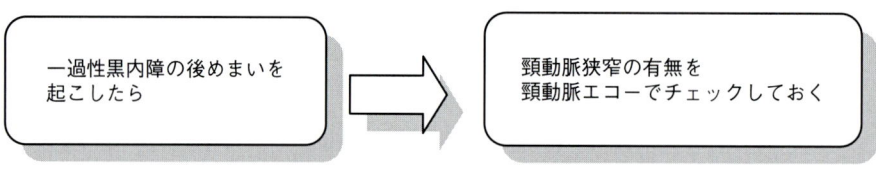

一過性黒内障の後めまいを起こしたら → 頸動脈狭窄の有無を頸動脈エコーでチェックしておく

⑦ **短時間（数分以内）の意識消失（失神）** 椎骨脳底動脈循環不全，脳幹上部の虚血で起こりうる．
⑧ **構音障害** 微妙な構音障害は，本人ですら気付いていないことがあり医療療サイドから質問しないと見逃されることがある．

> ## 回転性めまい，構音障害で受診し，多発性硬化症が疑われた女性
> **症例**：初発症状としての回転性めまい後，2日目になり，軽度の構音障害を起こしたが，本人は気付かず，子供に本を読んで聞かしているうち「お母さん発音がおかしいよ」と指摘された．そして3日目には左顔面と左上下肢の感覚障害と脱力に気付いた．初診時には右外転神経麻痺も認められた．症状が徐々に時間差を持って出現してくるときは多発性硬化症を疑う．

⑨ **四肢の脱力** 転倒発作（drop attack）は，意識障害はないが，四肢の脱力のために倒れる発作で，錐体交叉部付近の虚血によって起こるとされる[13]．

⑩ **階段昇降時に，上るときより下りる際に手すりにつかまらないと怖い**　この症状は，両側前庭機能障害でも生じるが，脳幹または小脳の病変を示唆する．

⑪ **冷汗**　血管迷走神経反射性失神，虚血性心疾患，低血糖，椎骨脳底動脈循環不全症等で起こり得るが，小脳梗塞でも生じうる．

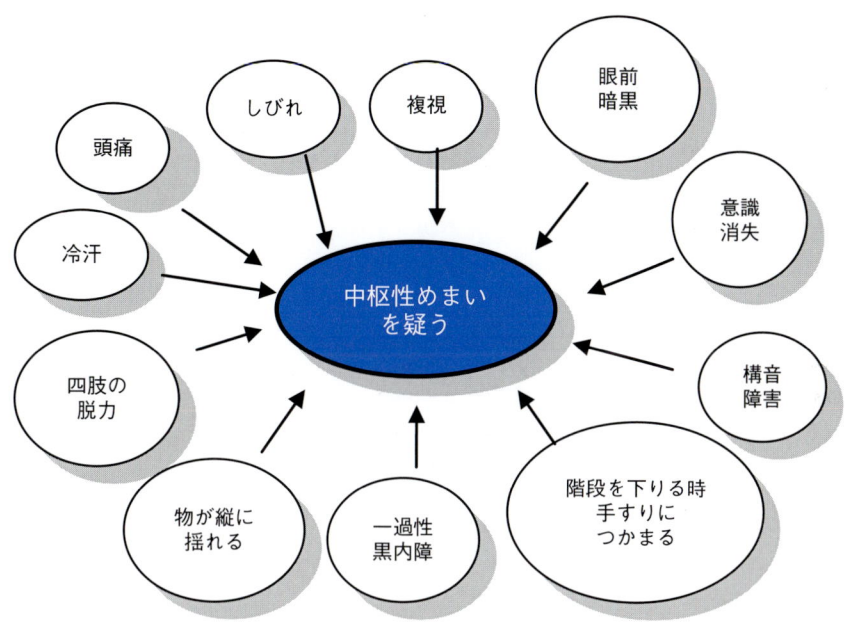

画像はあくまで補助手段であるということを耳にする．しかし，今やめまい診断には，事情が許す限りの条件付きだが，重要かつ不可欠といっても過言ではない．とはいいながら診察室での基本はやはり身体所見である．

ステップ3：診察時の注意点

① **重症感のある患者**（全体像を一望しての印象も臨床では大切）　嘔気，嘔吐が強く救急で搬送された時，患者が右または左側臥位を保っている時は小脳，脳幹病変を疑う（患側を**中枢性では下，末梢（内耳）性では上**にしやすい）．数歩の歩行でもふらつきが強いとか，めまいが強くて立ち上がれない，坐位も取れないような**平衡失調，運動失調**の強い場合，脳血管障害のような**危ない・中枢性めまい**を疑った方がよい．

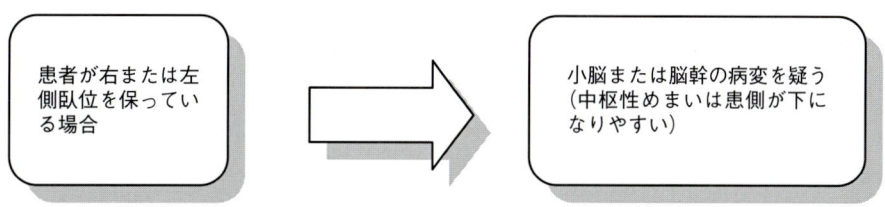

② **脈の触診，心音聴取，頸部血管雑音の聴取**　僧帽弁逸脱症候群によるめまいで，立ちくらみとくらくらするめまい感を主訴とすることがある．患者は**心疾患によるめまいとは気付いていない**ので初診時の心音聴取も念入りに．

③ **(可能なら) 眼振所見も**　眼振がわからなくても，以下は「何か変だ」という勘を働かせることも必要である．できれば，医師の指先を動かし，患者にその動きを追跡させ，正常ならsmooth pursuit（滑らかな眼の動きを意味する）を呈する．これに対し，saccadic pursuitは，階段状の眼の動きで，これを認めるときは，小脳または脳幹の障害を示唆するので，この有無をみておくことは，中枢性めまいの診断に役立つ．

④ **持続時間の長いめまい**　例外的には，短時間のめまいでも小脳梗塞のことがある．

⑤ **薬剤に反応しにくく，頻回に起こるめまい**

⑥ **中高年で降圧剤を内服中の人がめまい発作を繰り返す場合**

回転性めまいがくも膜下出血の前兆になった

回転性めまいを4回繰り返した後くも膜下出血となった男性

症例：2年前から降圧剤を内服中の45歳の高血圧の男性は，くも膜下出血発症前5カ月間に初診時を含め，回転性めまいを計4回起こした．高血圧で治療中の人が，回転性めまいを繰り返す場合，重大疾患の警告となりうることを念頭に置いておく必要があるので，少なくとも頭部MRI，MRAは調べておく方が無難．安易に「良性発作性頭位めまいかメニエール病でしょう．内耳の疾患ですから心配ありません」と話しをするのは早計である．（症状は種々であるが，めまいがくも膜下出血の前兆の一つになりうることはすでに知られている．）

---

⑦ **平衡障害が強くて開脚歩行（いわゆるガニ股）で診察室に入ってくるような時は小脳障害を疑う**　両側前庭機能障害でも平衡障害は起こるが，まず中枢性を念頭に置く．

まとめ

- ステップ1の❶～❻の背景因子（リスクファクター），特に肥満の有無や喫煙歴にも考慮し，問診（医療面接）で詳細に聴取する．眼振を診られる医師が陥りやすいのは，それに頼る余り患者の**年齢や背景因子が二の次になることである**．
- めまいと眼振以外に神経学的所見がなくても，脳幹梗塞，小脳梗塞，一過性脳虚血発作の可能性がある．それ故，中高年者の初発のめまいは，なるべく**頭部MRIを撮る**ことが望ましい[14]．
- **回転性めまいの80～90％が末梢（内耳）性**で，非回転性めまいが中枢性かというと，そうとは限らない．そうしたスタンスで鑑別しようとするのは，重大疾患の見落としに繋がる．
- 内科でよく遭遇する，耳鳴，難聴を伴わない回転性めまい発作は，内耳あるいは後迷路に起因する前庭神経炎と簡単に診断せず，**椎骨脳底動脈循環不全（特にhemodynamic type）を念頭に**．めまいは数分～数時間～数日間のことがある．日常，頻度の多いめまいであるが，頸部MRAまで撮らないと，なかなか裏付けが困難である．椎骨脳底動脈循環不全を見分ける症状については下記のチェック表が有用である．

ベテラン医の知恵袋：3

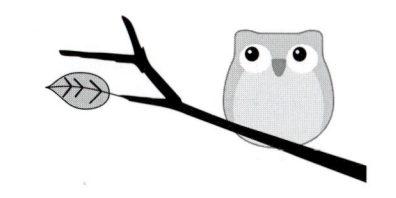

椎骨脳底動脈循環不全を見分ける症状

（下記の症状にチェックを入れれば3分で見分けられる）
□頭が後ろに引かれる感じ
□靴ひもを結ぶ時のように下を向くときめまいを起こす
□四肢末端（手先足先）のしびれ（手袋靴下型）
□複視
□霧視（景色に霞がかかったように見える）
□眼前暗黒（black out）（＝white out）
□発汗（冷汗）
□転倒発作（drop attack）
□意識消失
□比較的強い後頭部痛
□両側耳鳴，頭鳴
□異常血圧（高い場合と低い場合がある）
□口周囲しびれ感
□振戦
□構音障害
□変形性頸椎症や頸部軟部組織の異常の有無

（中山杜人，亀井民雄：プライマリーケア―医のためのめまい診療の進め方，新興医学出版社，2005．より引用改変）
（坂田英治：めまいの臨床，p.28，新興医学出版社，2003．より一部引用）

- （繰り返しになるが）頭部 CT や MRI で脳に異常なければ「末梢（内耳）性めまい」，耳鼻咽喉科的めまいという思考過程は誤りである．
- 救急で受診し，事情により MR が撮れず，頭部 CT でその時点では梗塞が見つからなくても，後日，**MRI で梗塞が認められることもある．**
- MRI で異常なくても，MRA で脳動脈瘤が発見されることもあるので，**MRA も撮っておくことを勧める．** MRI と MRA とはめまい診断においては車の両輪である．
- 脳梗塞を疑い，頭部 MRI を撮る際，**拡散強調画像も忘れずに．** 陳旧性梗塞か新鮮梗塞かを確認できるというメリットがある．最近は梗塞発症後30分〜1時間前後でも病巣を発見可能である[15]．
- 眼振所見に興味のない医師も，自信のある医師も「危ないめまい，および中枢性めまいを看過しない」ためには，まず年齢，背景因子，問診（医療面接）に注意を払うことである．特に**背景因子が重要．**

まとめ

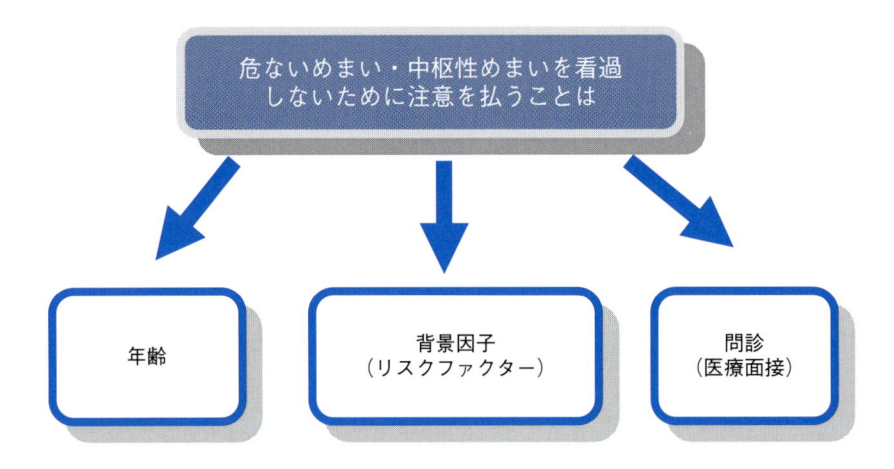

```
┌─────────────────────────────┐
│ 危ないめまい・中枢性めまいを看過 │
│ しないために注意を払うことは    │
└─────────────────────────────┘
        ↓           ↓           ↓
    ┌──────┐  ┌──────────┐  ┌──────────┐
    │ 年齢 │  │ 背景因子  │  │   問診    │
    │      │  │(リスクファ│  │(医療面接)│
    │      │  │ クター)   │  │          │
    └──────┘  └──────────┘  └──────────┘
```

　これらの因子を深く考慮せず，眼振所見のみを重視するとピットフォールに陥ることがある．特に「良性発作性頭位眩暈」と診断する際には十分注意が必要である．

第3章

危ない中枢性めまい

―頭蓋内とその周辺疾患を見逃さないために―

症例 1.
良性発作性頭位眩暈と同じ眼振所見を呈した小脳梗塞の男性

年齢/性別：73 歳，男性　　**現病歴**：高血圧症，冠動脈バイパス術後状態で通院中．
冬の早朝，ゴルフでボールを打ってから間もなく，急にふらふらして立てなくなった．嘔気，嘔吐，強い冷汗あり．救急車で某病院に運ばれ点滴を受けた．頭部 CT は問題なく，帰宅の指示あり．その後めまいは改善した．3 日後，著者の病院を受診．

検査所見：頭部 MRI にて両側小脳に梗塞が認められた（図 1 矢印）．頭部 MRA では脳底動脈も描出不良あり．頸部 MRA で右椎骨動脈の蛇行（図 2 細矢印），左椎骨動脈の描出不良（図 2 太矢印）がみられたので，頸部 CTA を施行．頸部 CTA にても，左椎骨動脈狭窄が確認された（図 3 矢印）．念のため行った頸動脈エコーにて左内頸動脈狭窄（狭窄率 80％）も認められた（図 4 矢印）．しかし，本人の希望で内膜剥離術は行っていない．

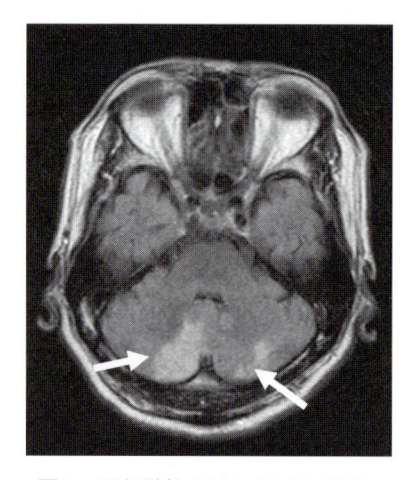

図 1　頭部単純 MRI，FLAIR 画像　　図 2　頸部単純 MRA

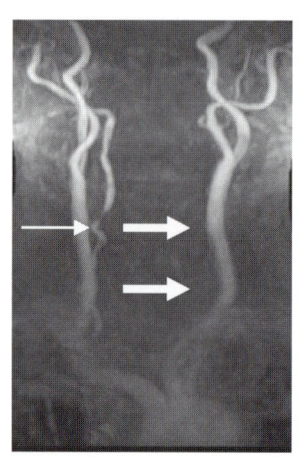

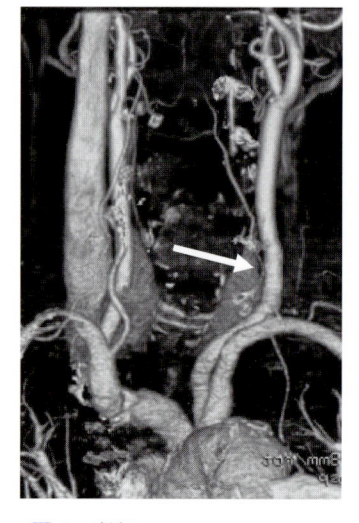

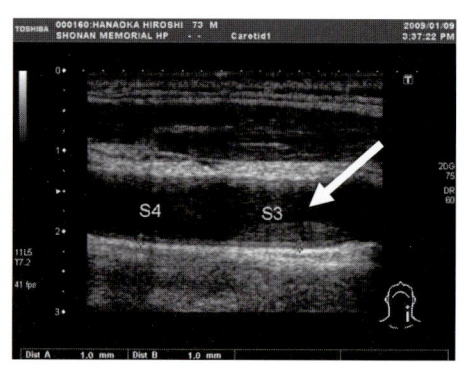

図 3　頸部 CTA　　図 4　頸動脈エコー

眼振以外の見落としを防ぐためのキーポイント：
①**後下小脳動脈内側枝の梗塞では，めまいが唯一の症状のことがある**．本症例は，某公立病院救急部に搬送され，頭部 CT で異常なしとのことであったが，3 日後の頭部 MRI で小脳梗塞が発見された．
②**強い平衡障害や強い冷汗は中枢性めまいを疑う**．本例は，めまい発作直後急に立てなくなり，強い冷汗を伴ったという．肉眼所見，フレンツェル眼鏡下での眼振所見が明確でなくても，平衡障害やふらつきの強い症例には注意が必要である[16]．
③**頭部 CT のみでは不十分**．頭部 CT のみで，後日頭部 MRI（拡散強調画像も含めて），MRA，頸部 MRA を撮らなければ，小脳梗塞はむろんのこと，椎骨動脈狭窄も発見されなかったであろう[1]．頸動脈エコーも施行しなければ，内頸動脈狭窄も見過ごされていたであろう．

眼振所見：頭位眼振検査にて方向交代性下向性水平性眼振が，頭位変換眼振検査で懸垂頭位と坐位で方向の逆転する水平性眼振が認められ，減衰現象と潜伏時間は明確にはみられなかった．方向交代性眼振は末梢（内耳）性だけでなく，小脳下部や脳幹の障害を示唆するといわれてきた[17]．小脳虫部近辺の病変で，良性発作性頭位眩暈の水平（外側）半規管型と酷似した眼振が出現しうるということが本症例から再確認された．

　本症例は「**水平性眼振は，脳の病変，頭蓋内疾患も考える**」ということを改めて認識させられた症例である．水平性眼振は，もちろん末梢（内耳）性めまいでもみられる．しかし，最初からおそらく末梢（内耳）性めまいだろうと考え，中枢性めまいを考慮に入れていないと，ピットフォールが待っていることになる．

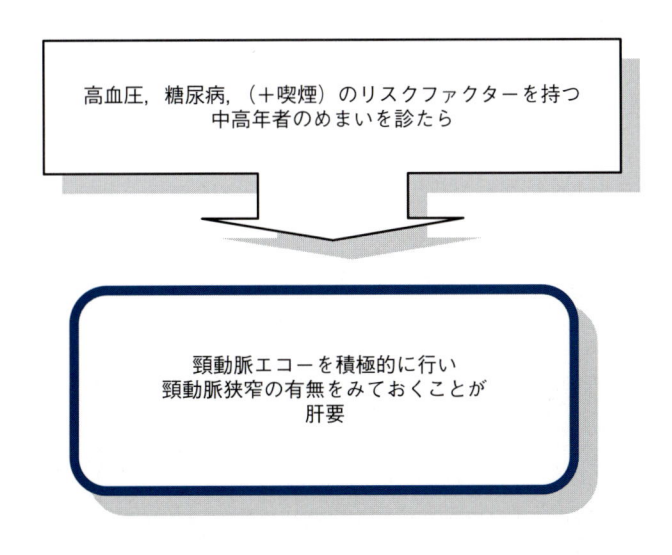

```
┌─────────────────────────────────────────┐
│ 高血圧，糖尿病，（＋喫煙）のリスクファクターを持つ │
│         中高年者のめまいを診たら              │
└─────────────────────────────────────────┘
                    ↓
┌─────────────────────────────────────────┐
│         頸動脈エコーを積極的に行い             │
│         頸動脈狭窄の有無をみておくことが        │
│                  肝要                    │
└─────────────────────────────────────────┘
```

症　例

症例2.
ふらつきを主訴に受診し，橋梗塞が確認された糖尿病の高齢男性

年齢/性別：78歳，男性　　**現病歴**：糖尿病，高血圧，喫煙にて経過観察中．
現症/検査所見：10日前からのふらつきを訴えて来院．診察時，本人が気付かない程度の軽度構音障害あり．麻痺はなし．本症例は，頭位変換眼振検査にて，懸垂頭位と坐位で方向の逆転する水平性眼振と懸垂頭位での斜行性眼振が観察された．斜行性眼振は中枢性を示唆するので，とりあえず頭部CTを撮ったが，梗塞は不明．その日のうちに頭部MRIを撮ることを勧め，近くの総合病院へ紹介．当日のMRIで左橋の小梗塞が確認された（図5矢印，図6矢印）．
経過：脳卒中診療科で治療を受け，その後症状は完全に消失．アスピリンを投与中である．

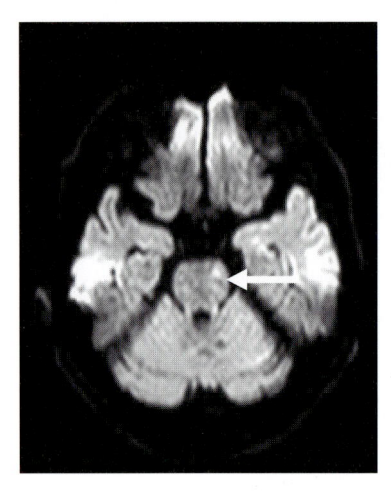

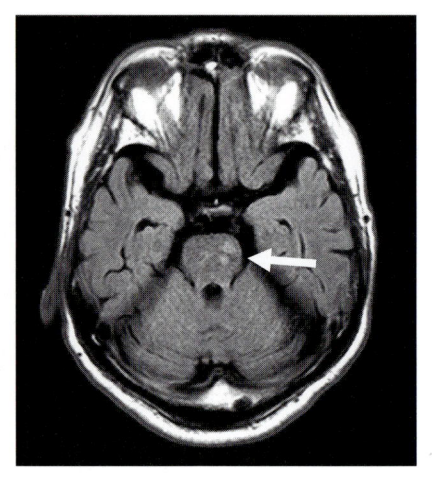

図5　頭部単純MRI，拡散強調画像　　図6　頭部単純MRI，FLAIR画像

眼振以外の見落としを防ぐためのキーポイント：
糖尿病，高血圧の人がめまい感やふらつきを訴えて来院したら，中枢性めまいを先に考える．構音障害があっても本人が気付いていないことがあるので，医療サイドからの問診が重要である．

眼振所見：裸眼で左右側方注視眼振を認めたが，フレンツェル眼鏡下で観察すると，眼振はみられなかった（裸眼で眼振があるのに，フレンツェル眼鏡でみると，眼振がないということは中枢性を意味する）．頭位眼振検査では方向交代性上行性水平性眼振が認められた．上行性眼振は近年，末梢（内耳）性を考えるという傾向にあるが，**上行性の（純）水平性眼振は，中枢性を先に考慮する方がベター**である．

症例 3.
両耳が突然聞こえなくなり，まもなく意識消失となった女性

年齢/性別：62歳，女性　　**現病歴**：糖尿病にて某病院の内分泌外来でインスリン療法中．約3週間前に，昼間急に両耳が突然聞こえなくなり，その後1～2秒して短時間の意識消失となり，転倒して右顔面を強打．近くの脳神経外科を受診し，頭部CTで脳は特に問題なしと言われたという．
現症/検査所見：著者の外来を受診したときは，発作後3週間経っていたが，自発眼振検査では問題なく，頭位眼振検査で定方向性の眼振が認められた．冠動脈にステントが入っている状態であったが，それを挿入した病院に問い合わせた結果，MRには差し支えなしとのことでMRIを調べることができた．その結果，橋の小梗塞が複数個確認された（図7矢印）．

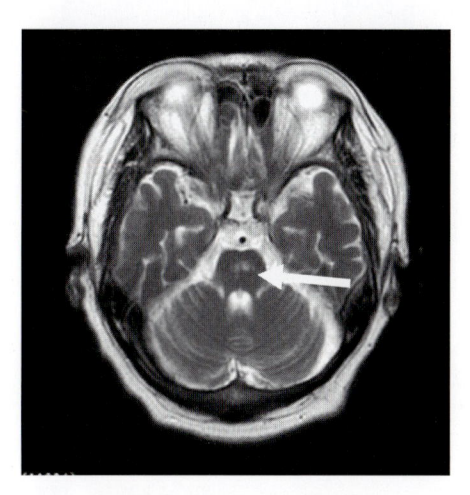

図7　頭部単純MRI，T2強調画像

解説：脳幹性めまいでは，耳鳴，難聴は伴わないことが多いといわれている[18]．本症例は洞不全症候群もあったが，この発作を起こす2～3週間前から，ふらつきや，頭が後方の地面に引かれる感じがあったという．これらの症状は椎骨脳底動脈循環不全を疑う症状である．**両耳が突然聞こえなくなり，1～2秒してから意識がなくなった場合，脳幹梗塞を考える**．決して多くはないが，著者はそうした症例をかつて経験したことがあり，当時MRが登場する以前であったが，同症例の病理解剖時に橋梗塞を確認できた．心臓が原因の場合は，全脳虚血を生じるので，意識障害の前に難聴を訴えることはない．

　本症例は糖尿病もあるので，この点を考慮し，頭部CTだけでなく，たとえ後日でも，頭部MRIを調べるのがよい[1]．

眼振所見：頭位眼振検査で左向き方向固定性（純）水平性眼振が認められた．

症例 4.
メニエール病と診断されてから 1 年 7 カ月後に小脳梗塞を発症した男性

年齢/性別：55 歳，男性　　**現病歴**：某病院内科にて，高血圧症で治療中．
1 年 7 カ月前頃，同院耳鼻科にてメニエール病と診断されたという．しかしながら当時，耳鳴，難聴は自覚していない．
現症/検査所見：今回，回転性めまいにて同病院入院．頭部 MRI にて小脳梗塞が認められた（図 8 矢印）．梗塞後もふらふらするめまいが続くとのことで，リハビリ目的で著者の勤務する病院に紹介された．

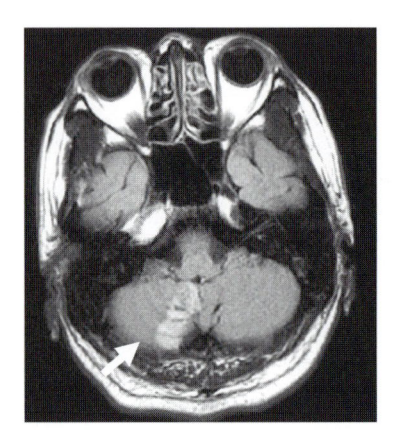

図 8　頭部単純 MRI，FLAIR 画像

眼振以外の見落としを防ぐためのキーポイント：
①回転性めまいを安易にメニエール病と診断しない．特に高血圧で降圧剤を内服中の患者は要注意である．以前，耳鼻咽喉科でメニエール病と診断された時のめまいは，後下小脳動脈の一時的な循環障害を起こした可能性が強い（通常，めまいのみでは椎骨脳底動脈系の TIA とはいえないが，最前線の医療現場ではこうした症例によく遭遇する）．
②強い回転性めまいは末梢性なので安心？？　耳鳴りがしっかりあるめまいは安心？？　ここで注意してほしいのは，「強い回転性めまいは末梢性で予後良好のことが多い．強いめまいで嘔吐もあり眼振も耳鳴りもしっかり認められるめまいは，安心して対処できる」という見解があるが[19]，**強い回転性めまいで中枢性のケースは時々経験される．**耳鳴りについては，メニエール病のようにめまい発作のときに増強し，めまいが治まる頃減弱するという，めまいとの連動の有無が問題である．**耳鳴りがしっかりあるからといって末梢（内耳）性と即断するのは危険である．**

解説：「高血圧」という危険因子を抱え，降圧剤を内服中の中高年の患者が，強い回転性めまいを起こした場合，「強い回転性めまいは末梢性が多いと本に記載されていた」などと考えながら診察すると，見落としにつながる．中枢性めまいを念頭において診療にあたるのがよい．

この症例から学ぶポイント：
1年7カ月前に起きためまいは，vascular type の椎骨脳底動脈循環不全，特に後下小脳動脈領域の TIA が考えられる（めまいのみの症状では TIA とはいわないという意見が現在は主流であるが，実地臨床にはそぐわないときもある）．

眼振所見：頭位眼振検査にて病巣とは反対向きの健側に向かう，左向き方向固定性水平回旋混合性眼振が観察された．
　注視時に一方向性の水平性眼振がみられれば，まず末梢性めまいと考えてよいという意見がある[20]．この思考過程ではピットフォールに落ちる危険がある．**むしろ方向固定性の（純）水平性眼振は中枢性めまいを示唆する所見である**．方向固定性の水平回旋混合性眼振も，多くは末梢（内耳）性を示すともいわれているが，本症例の如く，必ずしも末梢（内耳）性とは限らない．中枢性のこともあるので，くれぐれも要注意．

診察室から：1

回転性めまいが唯一の症状の小脳梗塞
回転性めまいのみで後遺症を残さなかった小脳梗塞の男性

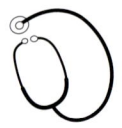

　回転性めまいのみ2時間持続し，その後は何の後遺症も残さなかった54歳の糖尿病患者の頭部MRIを示す（矢印）．このケースも患者は非常に強い回転性めまいがあったと話していた．
　強い回転性めまいは末梢（内耳）性だろうと考えず，糖尿病という危険因子を抱えた症例は，とにかくまず中枢性めまいを考慮する．思い込みは油断を生じるので禁物である．

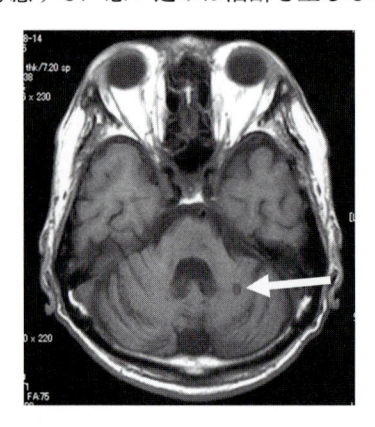

頭部単純MRI　FLAIR画像

■**小脳梗塞についての詳細な情報**■
　小林ら[*1]は小脳梗塞の報告の中で，上小脳動脈と後下小脳動脈の梗塞がほとんどで，前下小脳動脈の梗塞は比較的少ないとし，さらに次のように分析している．解剖学的に後下小脳動脈は内側枝と外側枝に分枝しており，前者は小脳半球の内側と虫部，橋，延髄の背側，後者は小脳半球の外側に血流を送っている．後下小脳動脈の梗塞では外側枝より内側枝梗塞が多く，これは，後下小脳動脈の外側枝はしばしば前下小脳動脈との吻合があるためと考えられている．後下小脳動脈の梗塞は，最近若年者の間で増加しつつある椎骨動脈解離により発症することがある．Amarencoら[*2]は後下小脳動脈の梗塞を次の3つに分けている．
　（1）末梢性めまいに似た症状を示す例
　（2）不全型を含むWallenberg症候群を示す例
　（3）まったく臨床症状を示さない例
　Leeら[*3]はMRIで判明した小脳梗塞240例を検討し，25例，10.4％が前庭神経炎を思わせるめまい症状のみの症例であった．Teraoら[*4]は画像上後下小脳動脈の梗塞と診断された16例のうち2例はめまい，眼振がなかったと述べている．
　このように後下小脳動脈の梗塞例の中にはめまいのみを主症状とする症例やまったく症状を示さない例もあることが報告されている．

[*1] 小林泰輔，岡田昌浩，末梢性めまいが疑われた後下小脳動脈内側枝梗塞の2症例．Equilibrium Res Vol. 68, No. 3, p. 131-137, 2009.
[*2] Amarenco, P, Roullet E, Hommel M, et al：Infarction in the territory of the medial branch of the posterior inferior cerebellar artery. J. Neurol Neurosurg. Psychiatry 53, p. 731-735, 1990.
[*3] Lee H, Sohn SI, Cho YW, et al.：Cerebellar infarction presenting isolated vertigo, Neurology 67, p. 1178-1183, 2006.
[*4] Terao S, Miura N, Osano Y, et al：Cerebellar infarction in the territory of the medial branch of the posterior inferior cerebellar artery, J. Aichi Med. Univ. Assoc 28, p. 83-88, 2000.

症例 5.
前庭神経炎と診断されそうな糖尿病患者の強い回転性めまい

年齢/性別：55 歳，男性

現症/検査所見：早朝，激しい回転性めまい，嘔気，嘔吐あり．頭痛なし．
ベッド上で診察．一見，末梢（内耳）性めまいのような方向固定性水平回旋混合性眼振がみられたが，至急検査で頭部 MRI を撮った．梗塞，出血の所見なし．高血圧，高脂血症あり．中性脂肪が 4000 mg/dL．頭部 MRI と同日に撮った頭部 MRA にて，右中大脳動脈 M2 で数珠状の所見が認められ，その先の狭窄が疑われた（図 9 太矢印）．左内頸動脈狭窄も疑われた（図 9 細矢印）が，本人は血管造影を望まなかった．確率は低いかも知れないが，大脳の前庭中枢の虚血による回転性めまいも否定はできないと思われた．

治療：メイロン®40 mL 静注，プリンペラン®，セルシン®の注射，その後のメリスロン®，セファドール®，セロクラール®の内服にてめまいは軽快し，帰宅．翌日にはめまいは消失した．

解説：「激しい回転性めまいと，定方向性眼振は，前庭神経炎を考える」ということが，総合内科の本や，内科医向けの雑誌に記されている．しかしこの思考過程は危ないめまいを見逃しやすい．これに基づいて，「前庭神経炎でしょう．心配ありません」という診断を下すのは，要注意である．

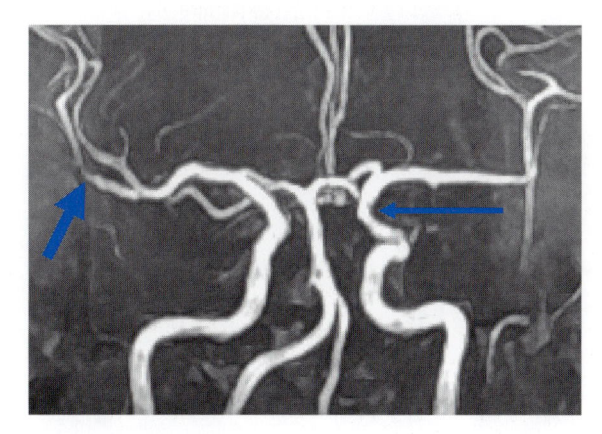

図 9　頭部単純 MRA

眼振以外の見落としを防ぐためのキーポイント：
①糖尿病と高脂血症の患者の回転性めまいは，中枢性めまいを念頭に．コントロールのよくない糖尿病と高脂血症で経過を診ていた人が，回転性めまいを訴えて救急で搬送されて来た場合，とにかく中枢性めまいを念頭において診療にあたる方がよい．この症例は幸いにして脳梗塞ではなかったが，中大脳動脈狭窄と内頸動脈狭窄の疑いが発見された．
②1 カ所に動脈硬化が認められる場合，全身の動脈硬化も疑う必要あり．

プラスワン：1

一見すると末梢（内耳）性のようにみえる眼振

方向固定性水平回旋混合性眼振が観察されるからといって，末梢（内耳）性めまい，前庭神経炎と即断しない

　方向固定性水平回旋混合性眼振は，一般的には，まず末梢（内耳）性めまいを疑うといわれている．しかし，方向固定性水平回旋混合性眼振が認められるからという理由で，中枢性めまいを否定することはできない．かつて，ある内科医向けのめまい講演会において，「この種の眼振は，末梢（内耳）性めまいとみてよい」という話題が出たことがあるが，誤解のないように，下記に3症例を具体的に例示する．

　❶，❷，❸のいずれの症例も，方向固定性（定方向性）水平回旋混合性の自発眼振が観察された中枢性疾患のMRI画像である．

❶ 56歳，男性，糖尿病，**右橋梗塞**―健側向き方向固定性水平回旋混合性の自発眼振を認めた．
❷ 70歳，男性，胃切除後高血糖，**左橋梗塞**―健側向き方向固定性水平回旋混合性の自発眼振あり．
❸ 66歳，男性，高血圧，**左小脳出血**―患側向き方向固定性水平回旋混合性の自発眼振が観察された．

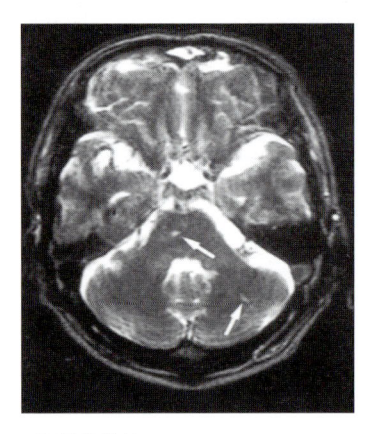

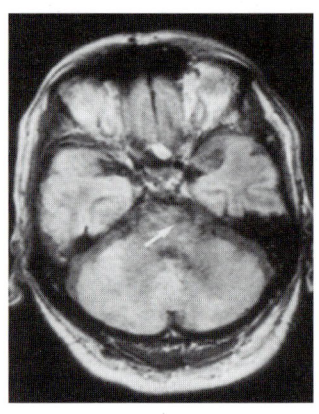

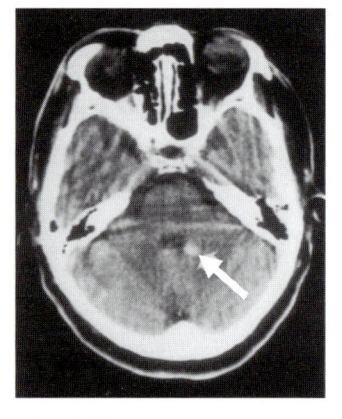

❶頭部単純MRI　　❷頭部単純MRI　　❸頭部単純CT

　方向固定性水平回旋混合性自発眼振は，末梢（内耳），小脳や脳幹とは限らない．大脳の大きな梗塞でも，認められることがある[*1]．小脳梗塞の場合，眼振の方向は患側向きの時と，健側向きのこともあるという．また，前下小脳動脈は脳底動脈から分岐し，橋外側部，中小脳脚，小脳片葉に加えて内耳を灌流している．この関係から，前下小脳動脈領域の梗塞では，一側の感音難聴が認められた時など，突発性難聴との鑑別が困難なこともありうる[*2]．

[*1] 羽柴基之，渡邊暢浩，服部輝昭：めまいで耳鼻咽喉科を受診した脳梗塞11症例―急性期の診断―Equilibrium Res Vol. 58, No. 3, p. 262-269, 1999.
[*2] 小川恭生，萩原　晃，清水重敬，稲垣太郎，大塚康司，林　麻美，鈴木　衛，内耳性めまいが疑われ当科を受診した脳血管障害症例の急性期眼振所見．Equilibrium Res Vol. 69, No. 1, p. 27-38, 2010.

プラスワン：2
救急患者の場合，眼振の方向や性質から中枢性めまいを判別できるか？
（救急外来では圧倒的に末梢性が多い？）

① 救急で来院する患者の場合，下眼瞼向き眼振や斜行性眼振が確認されれば，中枢性めまいを疑うことが可能であるが，初期はそうとは限らない．
② 眼振所見のみで中枢性のめまいを否定することは重大疾患の見逃しにつながる．
③ 救急診療では，眼振がないか，あるいは一見末梢（内耳）性を思わせる定方向性の水平性ないし水平回旋混合性眼振がみられ，中枢性を強く疑うような所見は，たとえ後日中枢性めまいが証明された症例でも確認できなかったという最近の報告がある．
④ 初診時は，中枢性を示唆する神経症状も明らかではなく，中枢性を疑う注視方向性眼振や，頭位眼振検査での垂直性眼振についても，後日，入院後になってから認められるようになったという[1]．

以上のことから，初診時に眼振だけで，末梢性か中枢性かを鑑別するのは，専門家でも難しい面がある．

■**救急外来で回転性めまいを訴える患者への対策**■

最初に記載したように，背景因子，危険因子を持つ人が，回転性めまいを主訴に救急で来院したら，たとえ年齢が若くても，「めまいの9割は末梢（内耳）性だろう」，「多分頻度の多い良性発作性頭位眩暈，あるいはメニエール病かメニエール症候群，前庭神経炎」などと考えずに，まず，**中枢性めまいを頭に思い浮かべることが，見逃さずに済むコツである．**

[1] 小川恭生，萩原　晃，清水重敬，稲垣太郎，大塚康司，林　麻美，鈴木　衛，内耳性めまいが疑われ当科を受診した脳血管障害症例の急性期眼振所見，Equilibrium Res Vol. 69, No1, p. 27-38, 2010.

症例6.
めまい後3日して，左不全麻痺となった30代男性

年齢/性別：39歳，男性

現病/検査所見：回転性めまいにて初診．随時血糖618，HbA1c 16％とコントロール不良．めまいは一見末梢（内耳）性のように思えたが，一部に下眼瞼向き垂直性眼振が認められたので，中枢性めまいが疑われ，とりあえず椎骨脳底動脈循環不全を考えた．

眼科で糖尿病性網膜症を指摘され，大学病院へ紹介するというのでそのまま同院へ紹介．2日後に入院した晩の未明，左不全麻痺となり，頭部CTにて右大脳基底核に小梗塞が確認された（図10矢印）．

本症例を診察したのが外来終了時刻を過ぎており，当時異常所見を発見できたかどうかは別として，頭部MRI（拡散強調画像を含む）を至急で撮れなかった．

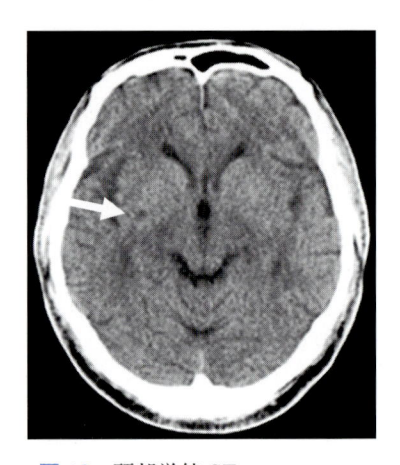

図10　頭部単純CT

眼振以外の見落としを防ぐためのキーポイント：
コントロールの悪い糖尿病を背景としためまいの患者に遭遇した時は，患者の年齢が若くても，まず中枢性めまいを，そして脳血管障害も頭に浮かべておく．

この症例から学ぶポイント：
このケースは高血糖であったが，**低血糖でも回転性めまいを起こすことがある**．

眼振所見：自覚的に強いめまいで，しかも頭位・頭位変換眼振検査にて左向き方向固定性水平回旋混合性眼振が確認されたが，一見前庭神経炎が疑われた．しかし，糖尿病が悪化しており，一部に下眼瞼向き垂直性眼振も認められたので，少なくとも中枢性の椎骨脳底動脈循環不全が考えられた．

症例 7.
軽いめまい，軽度頭痛で受診した 10 代女性の内頸動脈瘤

年齢/性別：16 歳，女性
現症/検査所見：軽度の「ふわっ」とするめまいと，頭部に何か載せられたような痛みとを主訴に初診．肩こりあり．パソコンを 7 時間/日．眼振は認められず．血圧も問題なし．頸部に血管雑音は聴取せず．起立性低血圧あり．頭部 MRI は正常．頭部 MRA にて比較的大きな囊状の右内頸動脈瘤が錐体部（頭蓋外）に認められた（図 11 矢印）．
経過：膠原病はなく，おそらく先天性の動脈瘤であろうと考えられた．脳神経外科受診の結果，経過観察ということになった．

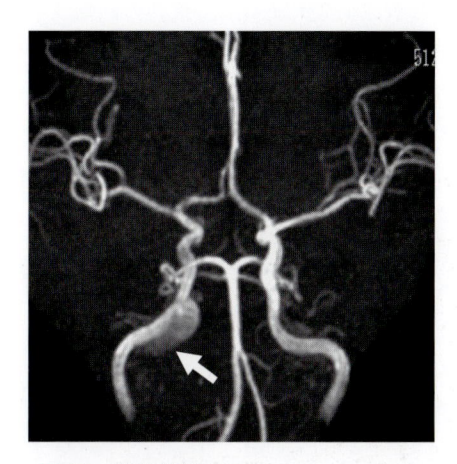

図 11 頭部単純 MRA

眼振以外の見落としを防ぐためのキーポイント：
① **たとえ症状が軽くても，精査を希望する家族の意向に沿った方がよい**．最初，パソコンを長い時間行っているので，このための肩こりとめまい，頭痛かと考えたが，頭部を調べて欲しいとの家族の希望があり，MR を調べた．
② **MRA が重要**．この年齢では重大疾患は多分ないだろうと考え，頭部 MRI のみ撮っていたら，この内頸動脈瘤は発見されなかったであろう．しかももし解離していた場合，入院になったかも知れない．

症例8.
回転性めまい後ふわふわ感が続き，MRA で内頸動脈瘤が発見された男性

年齢/性別：70歳，男性　　**現病歴**：回転性めまいで某病院神経内科を受診．投薬にてもふわふわ感が改善せず，近くの耳鼻咽喉科を受診し，頭部を調べた方がよいとのことで，著者の外来に紹介された．

現症/検査所見：内服薬の変更によりめまい感は改善．頭部 MRI で右橋に陳旧性小梗塞がみられ（図12 矢印），頭部 MRA にて左内頸動脈の海綿静脈洞の部位に動脈瘤が認められた（図13 矢印）．頸部 MRA にて左椎骨動脈起始部に 90 度近い著明な屈曲も観察された（図14 矢印）．

診断：眼振所見と椎骨動脈起始部の屈曲から椎骨脳底動脈循環不全を基盤とした中枢性発作性頭位眩暈（狭義）と考えられた．橋の陳旧性ラクナ梗塞は，最初の回転性めまい時のときのものかどうかは不明だが，少なくとも橋にこのような所見のある人は，**良性発作性頭位眩暈と酷似した方向交代性水平性眼振を認めることが多い．良性発作性頭位眩暈（水平《外側》半規管型）の眼振所見と紛らわしい眼振所見なので要注意である．**

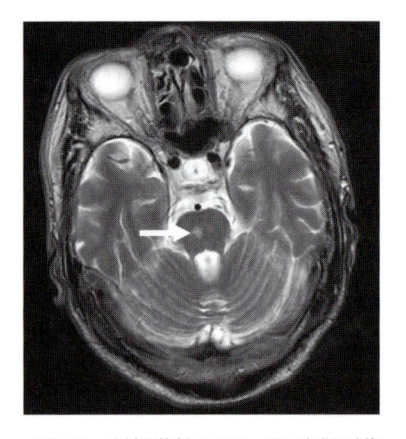

図12　頭部単純 MRI，T2 強調画像　　図13　頭部単純 MRA

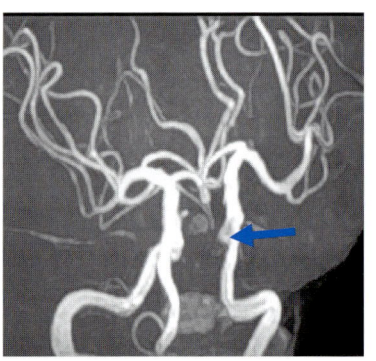

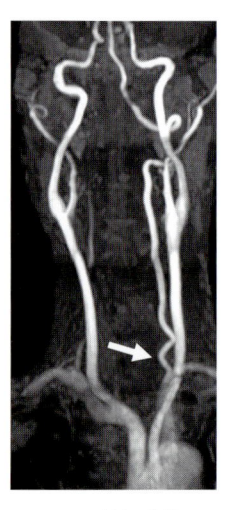

図14　頸部単純 MRA

経過：このケースは脳神経外科に紹介したが，年齢を考慮して経過観察ということになった．

振以外の見落としを防ぐためのキーポイント：
回転性めまいの後に，ふわふわ感が続くという後遺症のような症状はよくみかける．だがここで注意すべきは，このようなめまい感が，投薬にもかかわらず持続する場合，やはり頭部MRの必要性が高まる．しかも，MRIだけでなく，MRAも撮っておいた方がよい．もしこの症例にMRAが施行されなかったとしたら，内頸動脈瘤は見落とされていたに違いない．

眼振所見：頭位・頭位変換眼振検査にて方向交代性下向性水平性眼振が認められ，減衰現象，潜伏時間も存在しており，一見良性発作性頭位眩暈（水平《外側》半規管型）のような所見であった．橋に小梗塞を認める場合は，良性発作性頭位眩暈と悪性発作性頭位眩暈の間に位置する中枢性発作性頭位眩暈（狭義）を考える．**眼振所見だけでは専門医でも鑑別困難である．**

症例 9.
耳後部痛とめまいにて来院し，椎骨動脈瘤が発見された高齢男性

年齢/性別：75歳，男性
現症/検査所見：早朝起床時の数分間の回転性めまいと，左の耳後部痛にて近医から紹介された．肩こりあり．2日後に某総合病院で頭部CTを撮ったが，問題なし．タバコ：30本/日，焼酎コップ2杯/日．頭部MRIは異常なし．頭部MRAで左椎骨動脈瘤が疑われ（図15矢印），頭部CTAにて確認された（図16矢印）．

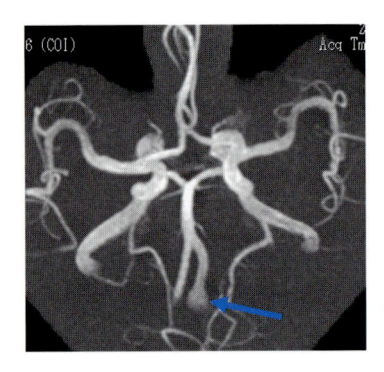

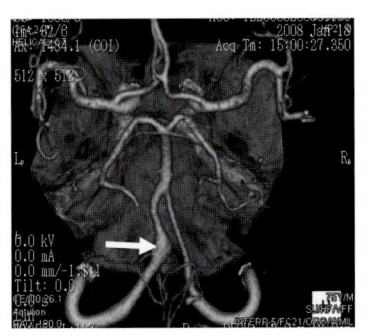

図15　頭部単純MRA　　　図16　3D頭部CTA
　　　　　　　　　　　　　　（MRAと左右逆）

　本症例は幸いにも解離はなかったが，以下に解離性椎骨動脈瘤につき注意点に触れておく．

眼振以外の見落としを防ぐためのキーポイント：
耳後部痛はよくみられる症状なので，肩こりや首すじのこりがあれば，「それが原因でしょう」という結論になりやすい．確かに肩や首すじのこりによる耳後部痛が最も確率が高い．しかし即断はしない方がよい．頻度は多くはないが，まれに解離性椎骨動脈瘤ということがある．

　成書には解離性椎骨動脈瘤の場合，「強い痛みあり」と記載されているが，著者の経験では軽度の痛みを訴えるのみのことがある．「MRAをルーチンに施行していれば，簡単に判明するのでは」と考える諸氏も多いと思われるが，最前線の医療においては，順序立てて診療していかないとピットフォールに陥りやすい．

　一側耳後部痛の，日常診療上頻度の高い原因は，肩こりや首すじのこりである．しかし最悪の場合は解離性椎骨動脈瘤のこともありうる．ということを念頭に置きながら診療を進めていく必要がある．

＊参考までに＊
　53歳の女性が，一側耳後部痛と軽いめまい感で来院し，首を曲げる時に特に痛むと訴え，頭部MRIにて脳下垂体腫瘍が発見された症例がある[1]．

●最前線の医師のためのワンポイントレッスン：1●

Q. 回転性めまいに後頭部痛や，耳後部痛を伴った患者を診察した場合，何が考えられる？

A. おそらく小脳出血やくも膜下出血を疑って，頭部 CT あるいは頭部 MRI が撮られるであろう．頭部 MRI でも異常がなく，くも膜下出血が否定できなければ，腰椎穿刺が行われるかもしれない．

それで何か所見が得られるであろうか？————答えは No である．

つまり，頭部 MRA まで施行しないと，解離性椎骨動脈瘤が見逃されてしまうことになる．

プラスワン：3

軽度のめまいでも，椎骨動脈瘤のことがある！！

81 歳の男性の椎骨動脈瘤を経験したことがある．軽い頭痛とフワッとするという軽度のめまいにて来院．頭部 MRI だけでなく，同時に検査した頭部 MRA で椎骨動脈瘤が発見された．内科から脳神経外科へ紹介，同科で造影 CT を施行し，高齢のため経過観察となった．

眼振所見は右向き方向固定性水平性眼振と一部に斜行性眼振を認めた．斜行性眼振は中枢性を示唆する．

症例 10.
めまい感とふらつきを主訴に受診した大きな脳動脈瘤の高齢男性

年齢/性別：82歳，男性　　**現病歴**：高血圧にて内科で治療中．
現症/検査所見：最近，特に坂道を上がる時などに，足がふらつき，めまい感もあると来院．嘔気あり．頭部 MRA にて 20×24 mm の大きな脳動脈瘤が発見され（図 17 矢印），頭部 CTA でも確認された（図 18 矢印）．
経過：その後脳神経外科へ紹介になったが，高齢のため手術は行わず，経過観察となった．

図 17　頭部単純 MRA　　　　図 18　頭部 CTA

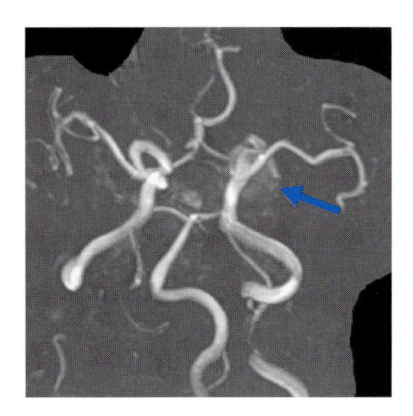

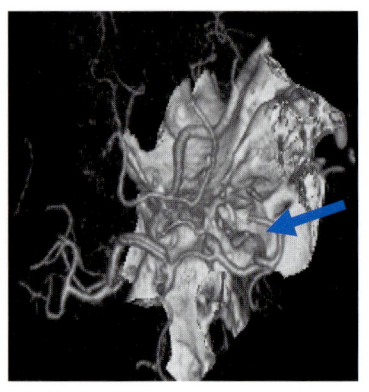

眼振以外の見落としを防ぐためのキーポイント：
①**高血圧を合併した高齢患者のめまいは画像が重要**．高血圧の高齢患者がめまい感，ふらつきを訴えた場合，「血圧が一時的に変動したため」と簡単に結論を出さず，MRI，MRA を撮っておくことが見逃しを防ぐための最上の方法である．
②**軽いめまいでも，高齢者は要注意**．高齢者は軽度のめまいのようにみえても，しばしば重大な疾患が隠れていることがあるので，常に脳血管障害を念頭において診療にあたる必要がある．

眼振所見：頭位・頭位変換眼振検査で，左向き方向固定性水平性眼振が認められた．

症例 11.
めまいで診療所を受診し，3カ月後に脳内出血となった，5カ所に脳動脈瘤が発見された高齢女性

年齢/性別：81歳，女性　　**現病歴**：高脂血症，骨粗鬆症で治療中．

現症/検査所見：ぐらぐら感のめまいを訴えて診療所を受診．頭痛なし．頭部 MRI にて両被殻，両深部白質にラクナ梗塞が多数認められ，橋に境界不明瞭な高信号域も観察され脳幹虚血が示唆された．頭部 MRA では計5カ所（右内頸動脈に1個，図19の④，右中大脳動脈に1個，図19の⑤），（左内頸動脈に2個，図20の①，②，左中大脳動脈に1個，図20の③）に脳動脈瘤が観察された．総合病院脳神経外科へ紹介したが，高齢なので経過観察ということであった．

診断：めまいは脳幹虚血が画像で判明したので，椎骨脳底動脈循環不全によるものと診断した．

治療：メリスロン®（6 mg）3錠，セロクラール®（20 mg）2錠/日（脳動脈瘤が判明していたので3錠/日は処方せず）にてめまいは消失した．

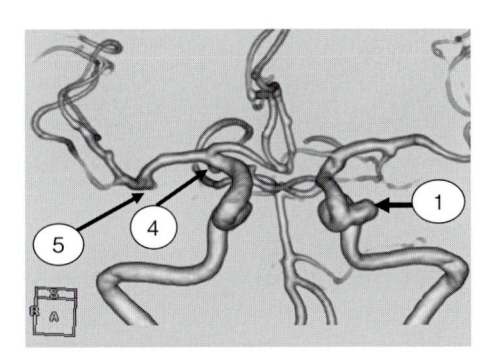

図19　頭部 MRA 背面図　　図20　頭部 MRA 背面図

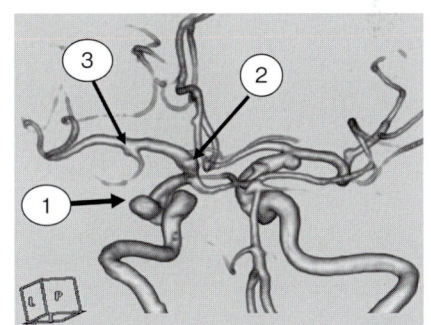

臨床経過：その後，めまいがなかったのでセロクラール®は中止していたが，3カ月後に右脳内出血で左上下肢不全麻痺，構音障害となり，某総合病院脳神経外科に入院となった．本症例は脳内出血前8カ月の時にめまいが初発している．2回目のめまいの時に著者が診察した．この時に頭部 MRI，MRA を検査したので，脳動脈瘤の発見に繋がり，娘さんに将来のくも膜下出血を含めた脳卒中の可能性を話しておくことができた．

眼振以外の見落としを防ぐためのキーポイント：
高齢者のぐらぐらするめまいを，「めまいは軽いし，おそらく三半規管由来の末梢（内耳）性であろう．薬で様子をみよう」などと軽く考えていると，橋の高信号域や，確率は高くないが，脳動脈瘤のような危ない所見を見逃すことになる．

眼振所見：頭位・頭位変換眼振検査で左向き方向固定性回旋性眼振が認められた．頭部 MRI を撮らなければ橋の高信号域が証明されず，定方向性眼振なので，前庭神経炎か末梢（内耳）性めまいという結論に至る可能性がある．

症例 12.
メニエール症候群と診断されていた小脳梗塞の高齢男性

年齢/性別：88歳，男性

現症/検査所見：ぐらぐら感で初診．心房細動あり．頭部 MRI にて後頭葉に新鮮梗塞，小脳に陳旧性梗塞を認めた．家族の話では1年前に回転性めまい，嘔吐，ふらつき著明にて某病院入院．頭部 CT で異常なくメニエール症候群と言われたとのこと．つまり今回頭部 MRI を撮ることにより，1年前のめまいはメニエール症候群ではなく，小脳梗塞と判明した（図21 矢印）．

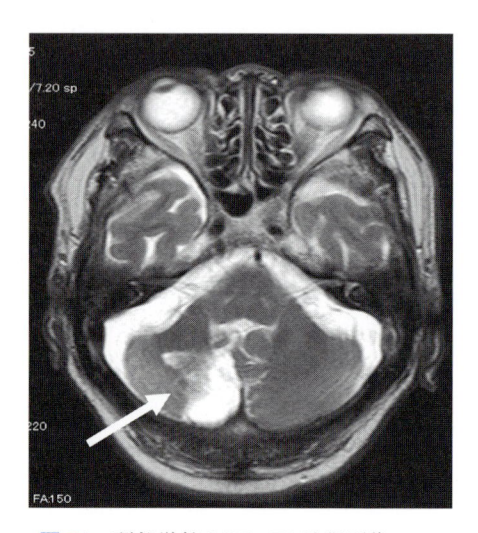

図21 頭部単純 MRI，T2 強調画像

眼振以外の見落としを防ぐためのキーポイント：
①後下小脳動脈内側枝の梗塞はめまいのみのことが多い．頭部 MRI が普及するにつれ，中枢神経症状を欠く，めまいのみの小脳梗塞が判明することが少なくない．特に後下小脳動脈（内側枝）領域の小脳梗塞では末梢（内耳）性のような回転性めまいを生じるので要注意．
②高齢で心房細動の患者のめまいは注意が必要．高齢者で心房細動のある人がぐらぐら感，ふらつきで来院したら，脳梗塞を含めた中枢性めまいを考慮する．
③診察室入室時の平衡障害は小脳梗塞を疑う．一般的には，患者の来院時に平衡障害があれば小脳病変を疑う必要がある．

眼振所見：初診時の眼振は，一見末梢性を思わせる眼振であったが，眼球運動をよく観察すると，衝動性パターン（saccadic pattern）が認められた．これは小脳，脳幹病変を示唆する．さらに，オーバーシュート（over shoot）も観察された．この所見は小脳抑制機能の障害を考える．

症例 13.
めまいで受診後 5 日目に構音障害が出現した橋梗塞の男性

年齢/性別：50 歳，男性
現症／検査所見：左右を見た時，焦点が合わない感じがしてふらふら感があり，頭が"ぼーっ"とするという症状を訴えて初診．血糖（食後 3 時間）269，HbA1c 10.7％，血圧 140/80．喫煙歴 30 本/日．5 日後，今度は起き上がる時や左右を見た時にぐらっとするめまいを起こすようになった．さらに 2 日後再診．軽度の構音障害出現．血圧 124/80．

　自発眼振検査で，左右側方注視眼振（右または左方向を注視させた時に，注視方向に向かう眼振で小脳あるいは脳幹病変を考慮する必要がある）が観察された．頭部 MRI にて橋梗塞を認め（図 22 矢印），拡散強調画像で新鮮梗塞が確認された（図 23 矢印）．

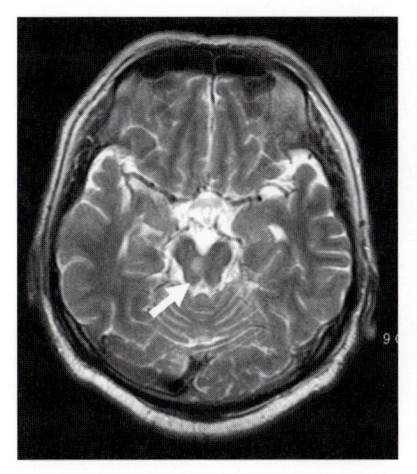

図 22　頭部単純 MRI, T2 強調画像 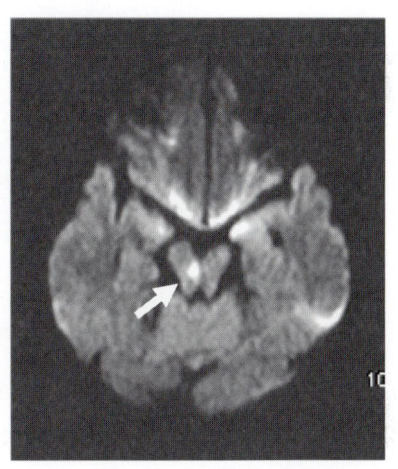　　図 23　頭部 MRI, 拡散強調画像

眼振以外の見落としを防ぐためのキーポイント：
①血糖コントロールの悪い糖尿病の患者は要注意．コントロールの悪い糖尿病症例がめまいを訴えて受診してきたら，末梢（内耳）性めまいよりまず中枢性めまいを疑う．
②1 週間以内の経過観察は重要，新たな症状の出現にも注意を払う．特に危険因子を抱えている中高年者は初診後の経過観察を着実に行う．

眼振所見：初診時の頭位眼振検査で左向き方向固定性水平性眼振と懸垂頭位で下眼瞼向き垂直性眼振あり．再診時，自発眼振検査で左右側方注視眼振，頭位眼振検査で，左向き方向固定性水平回旋混合性眼振を認めた．

症例 14.
嘔気，ふらつきを主訴に受診した転移性小脳腫瘍の高齢男性

年齢/性別：92歳，男性　　**現病歴**：前立腺癌でホルモン療法と放射線療法施行後状態．
現症/検査所見：初診1週間前からふらつきと嘔気持続．ウイルス性胃腸炎を疑い，投薬したが改善せず．めまい，歩行障害も出現．頭部 MRI にて転移性小脳腫瘍がみられた（図 24 矢印）．

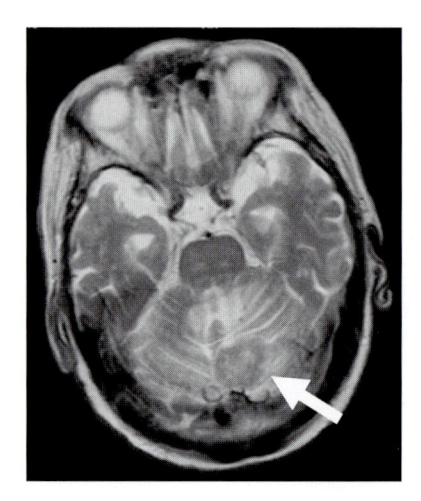

図24　頭部単純 MRI，T2 強調画像

眼振以外の見落としを防ぐためのキーポイント：
①嘔気，嘔吐は消化器系の疾患とは限らない．当時，急性胃腸炎が流行していたので，最初はウイルス性胃腸炎を考えた．しかし，後から考えると胃腸薬でも反応しない嘔気，嘔吐であったので，頭蓋内疾患も考慮すべきであったろう．
②ふらつきと，特に嘔気，嘔吐は中枢性を疑う．ふらつきと，特に嘔気，嘔吐が強い場合，頭蓋内疾患も念頭に置く．

この症例から学ぶポイント：
平衡障害が強い場合，特に診察室に入って来る時にいわゆるガニ股歩行を見た時は小脳失調を疑う．

眼振所見：自発眼振検査で左右側方注視眼振あり．左右側方注視眼振は小脳，脳幹の中枢性を示唆する．頭位眼振検査では左向き方向固定性水平回旋混合性性眼振（患側向き）が認められた．

症例 15.
めまい感と頭頂部の頭痛を訴えた，側頭葉動静脈奇形の女性

年齢/性別：47歳，女性
現症/検査所見：20秒程度の回転性めまいとその後のぐらっとするめまいが数回あり．左頭頂部の一点に頭痛（アイスピック頭痛）があるとのこと．特に，この頭痛が気になるというので，当日至急で頭部 MRI，MRA を撮った．頭部 MRA にて右動静脈奇形が発見された（図 25 矢印）．

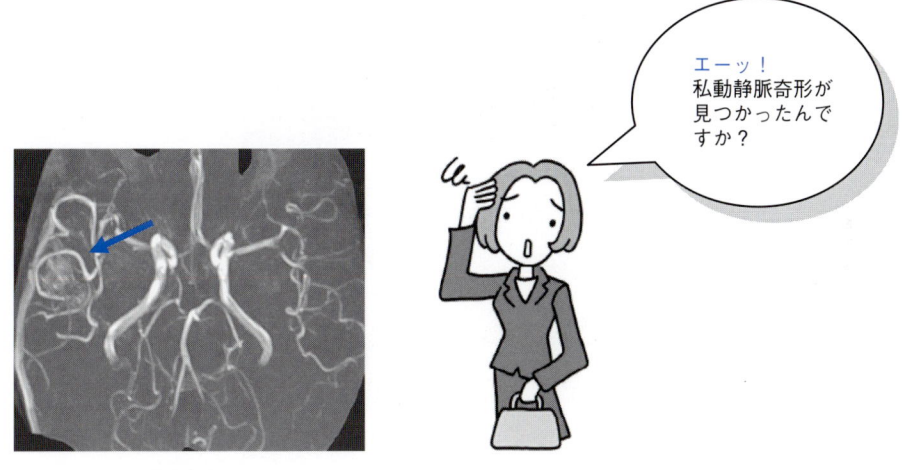

図 25　頭部単純 MRA

眼振以外の見落としを防ぐためのキーポイント：
①頭頂部の一点の痛みに注意．本人は，頭頂部の一点に痛みがあるという症状を気にしていた．ふだん多くない症状なので，何かあるのかなと思い，念のため MR を撮ってみたら上記所見が発見された．
②軽度のめまいでも軽視しない．このようなケースは確率は低いかも知れないが，たとえめまいは軽度であっても油断ならないと，後で思い知らされたケースである．

眼振所見：頭位・頭位変換眼振検査で方向交代性下向性回旋性眼振あり．眼振所見からは，一見良性発作性頭位眩暈のようにみえたが，MRA で上記が判明したことから，眼振のみで診断することは時に危険である．

症例 16.
軽度のふらつきで中脳梗塞が判明した糖尿病の男性

年齢/性別：74歳，男性
現症/検査所見：寝ている時以外は，ふらふら感が持続するとのことで内科診療所を受診．糖尿病があり，空腹時血糖 142，HbA1c 6.3％とコントロールは良好．頭部MRIで中脳に小梗塞が認められた（図26 矢印）．

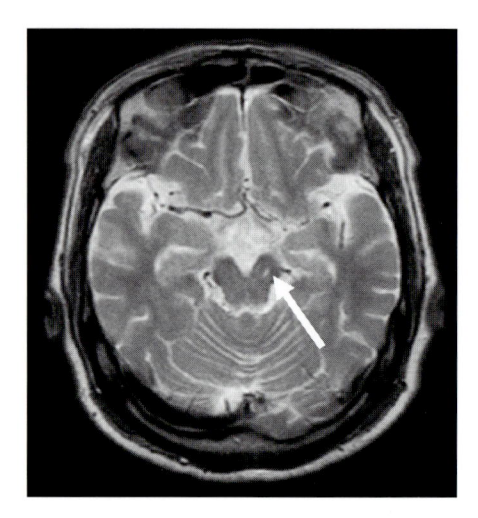

図26　頭部MRI　T2強調画像

眼振以外の見落としを防ぐためのキーポイント：
高齢で危険因子の糖尿病があれば，まず先に中枢性めまいを考慮し，頭部を調べた方がよい．

この症例から学ぶポイント：
①危ないめまいは町の診療所でも遭遇する！　本症例は内科診療所で著者が診たケースだが，月2回の診療で1年少々の間に，数例の危ないめまいを経験した．その中には脳動脈瘤が計5個見つかった人（症例11），聴神経腫瘍が発見された患者（診察室から3）など多様であった．
②危ないめまいでも，内科診療所へは普通に歩いて受診する．「危ないめまい」は，救急車で来院するとは限らない．内科診療所の場合，日常よく遭遇する症状を主訴に，歩いて普通に受診してくることが多い．この意味では医療サイド，患者サイドいずれにおいても，常に注意を払っておく必要がある．

眼振所見：頭位眼振検査にて左向き方向固定性水平回旋混合性眼振，頭位変換眼振検査で斜行性眼振を認めた．眼振所見で斜行性眼振がみられたとき，特に危険因子を抱えている患者では，まず先に中枢性めまいを考える．

【自発眼振検査】

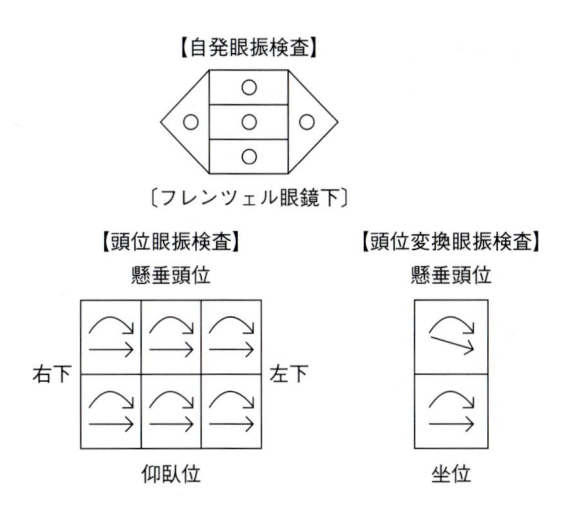

〔フレンツェル眼鏡下〕

【頭位眼振検査】　　　【頭位変換眼振検査】
懸垂頭位　　　　　　　懸垂頭位

右下　　　　左下

仰臥位　　　　　　　　坐位

プラスワン：4

軽度の非回転性めまいで，後頭部痛もない小脳出血

　67歳の男性が，ふらふらするめまいと両側耳鳴にて受診．血圧200/110，随時血糖265，HbA1c 9.5%と高血圧とコントロールの悪い糖尿病あり．
　眼振は回旋要素の強い左向き方向固定性水平性眼振で，一見末梢（内耳）性を思わせる眼振所見であった．**頭痛なし．歩行も問題なく，足踏み検査でも異常なし．**頭部MRIで，左小脳に亜急性と思われる小脳出血が認められた（矢印）[1]．

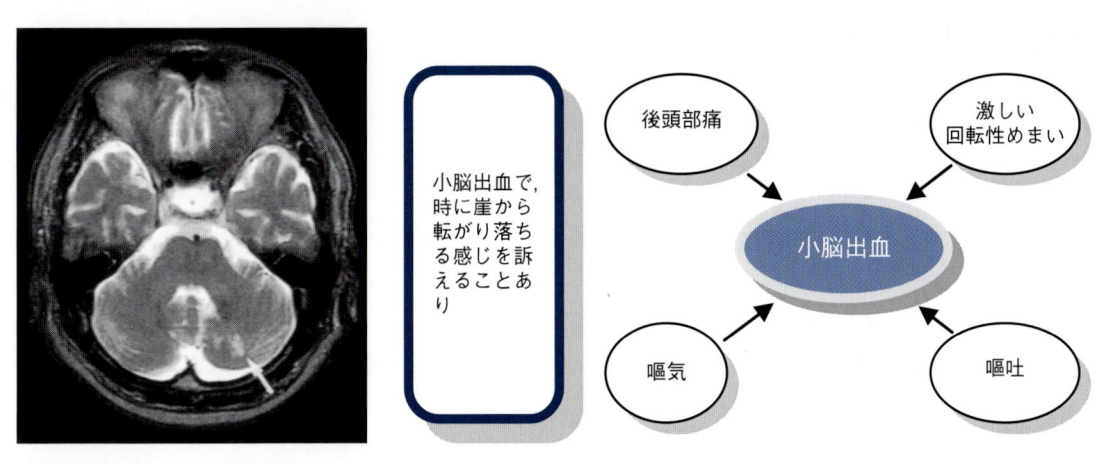

頭部単純MRI，T2強調画像

小脳出血で，時に崖から転がり落ちる感じを訴えることあり

後頭部痛　　　　激しい回転性めまい
　　　　　↘　↙
　　　　　小脳出血
　　　　　↗　↖
嘔気　　　　　　　嘔吐

　図のように，小脳出血では激しい回転性めまいと強い後頭部痛，嘔気，嘔吐が生じると，従来いわれてきたが，必ずしもぐるぐる回るとは限らない．**頭痛を伴わず，軽度の非回転性めまいでも小脳出血のことがあるので，要注意．**

症例 17.
回転性めまい以後，めまい感が遷延した中脳梗塞（親子例：母親）

年齢/性別：76 歳，女性
現症/検査所見：早朝起き上がろうとして回転性めまいがあり，2 日間持続．後頭部痛もあり．以後歩行時のぐらぐら感が改善せず受診．頭部 MRI にて左中脳に小梗塞（図 27 矢印），頸部 MRA で両椎骨動脈起始部に著明な蛇行あり（図 28 矢印）．（椎骨動脈起始部病変は椎骨脳底動脈系のアテローム硬化性病変のうち，最も頻度が高い[21]．)

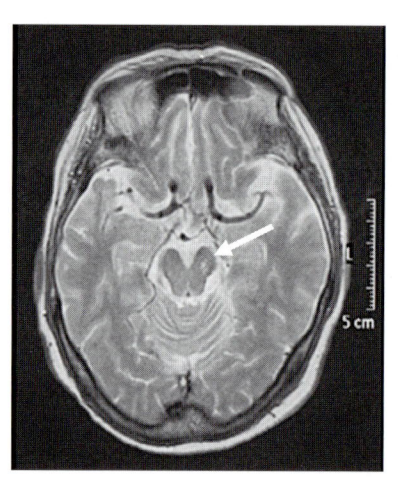

図 27　頭部単純 MRI, T2 強調画像　　図 28　頸部単純 MRA

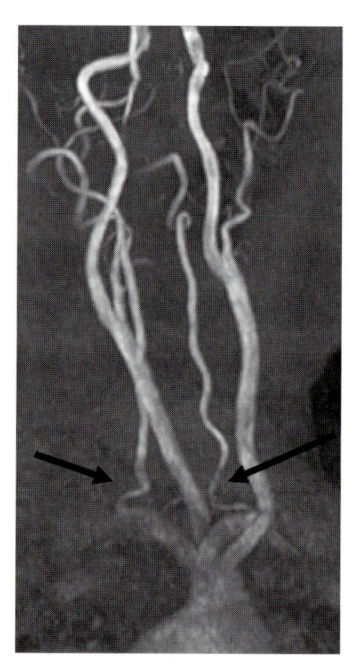

眼振以外の見落としを防ぐためのキーポイント：
①**前庭神経炎と診断されそうなケース**．病院救急室で「中枢性めまい」として登録される患者数はかなり低いといわれているが，本症例のようなケースは救急で受診した場合でも，末梢（内耳）性と診断され，「中枢性めまい」として扱われない可能性がある．
②**高齢患者と後頭部痛**．高齢者が，めまいに後頭部痛を伴う時は中枢性を考慮した方がよい．

眼振所見：頭位・頭位変換眼振検査にて，右向き方向固定性水平性眼振あり．

症例 18.
回転性めまいと眼前暗黒を伴った中脳梗塞（親子例：娘）

年齢/性別：42歳，女性
現症/検査所見：立っていると急に眼前暗黒あり．横になったとたん回転性めまい出現．左眼の奥の痛みを伴った．頭部 MRI にて左中脳に小梗塞（図29 矢印），頭部 MRA で脳底動脈合流直前で両椎骨動脈が微妙に交叉している所見がみられた（図30 矢印）．（両椎骨動脈が脳底動脈に合流する前に交叉している人は時にみかけるが，めまいを起こしやすい．）

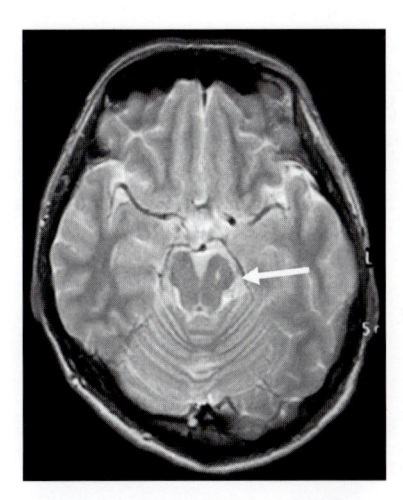

図29　頭部単純 MRI，T2強調画像　　図30　頸部単純 MRA

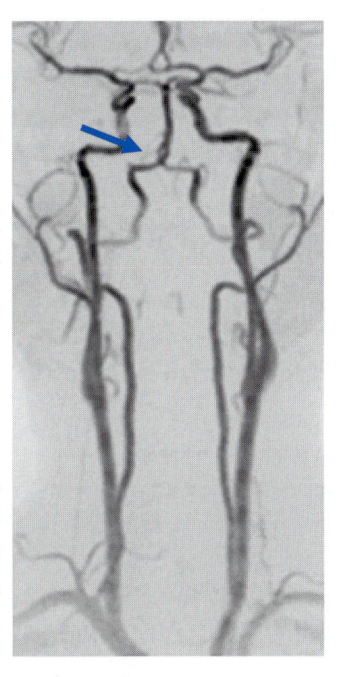

眼振以外の見落としを防ぐためのキーポイント：
①**めまい＋眼の奥の痛みは頭部 MRI をチェックしておく**．娘さんも回転性めまいで受診し，中脳梗塞，しかも母親とまったく同じ側，ほぼ同じ場所に小梗塞を起こしたまれな親子例である．
②**めまい＋眼前暗黒は，末梢（内耳）性めまいではない**．中年の患者がめまいに眼前暗黒（後頭葉の虚血を意味する），眼の奥の痛みを伴ったら中枢性めまいを考える．

眼振所見：頭位・頭位変換眼振検査にて，左向き方向固定性水平回旋混合性眼振を認めた．

症例 19.
中枢性発作性頭位眩暈（狭義）後 5 カ月して MLF 症候，脳幹梗塞を生じた血液透析中の男性

年齢/性別：74 歳，男性　　**現病歴**：10 年前から血液透析中．
現症/検査所見：5 カ月前に回転性めまいあり．眼振所見から，発作性頭位眩暈と診断．今回，早朝寝ている状態で，回転性めまいとふらつきで受診．複視を伴った．某透析クリニックでは，回転性めまいであったので，末梢（内耳）性めまいを考え，投薬がなされていたがめまいの改善はなかったという．自発眼振検査にて右眼の内転障害と左眼外転時の単眼性眼振が認められ，内側縦束症候（MLF 症候）が判明，頭部 MRI を撮像した．脳幹の中心部よりやや右寄りに小梗塞が確認された（図 31 太矢印）（図 32 細矢印）．
治療：脳血流改善剤とビタミン B_{12} 製剤の投与により，めまいは消失．

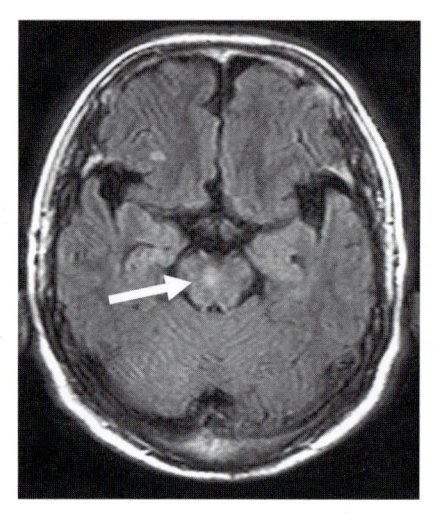

図 31　頭部単純 MRI，FLAIR 画像 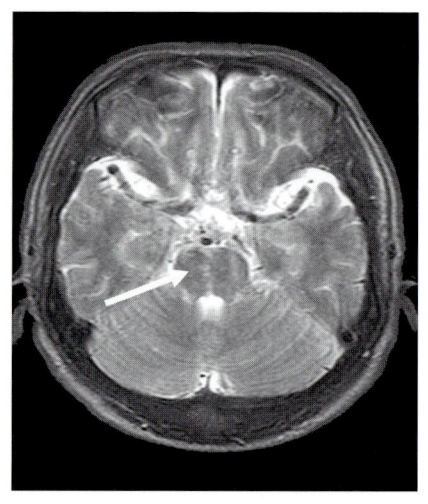　　図 32　頭部単純 MRI，T2 強調画像

眼振以外の見落としを防ぐためのキーポイント：
高齢で人工透析中の人が回転性めまいを起こした場合，まず先に中枢性めまいを疑い，末梢（内耳）性と思い込まない方がよい．

この症例から学ぶポイント：
最初のめまいから 5 カ月後に脳幹梗塞を発症したことからも，1 回目のめまいは内耳に起因する良性発作性頭位眩暈は否定され，椎骨脳底動脈循環不全を基盤とする中枢性発作性頭位眩暈（狭義）と判断される．

眼振所見：以下に 5 カ月前（初回のめまい時）の眼振所見と今回の眼振所見を示す．初回は，頭位眼振検査で回旋成分の強い，方向交代性下向性水平性眼振，頭位変換眼振検査にて方向の逆転する斜行性眼振あり．斜行性眼振は中枢性を示唆する．つまり，椎骨脳底動脈循環不全を基盤とする中枢性発作性頭位眩暈（狭義）とわかる．

今回は，頭位・頭位変換眼振検査で，右向き方向固定性の（純）回旋性眼振が認められた．この眼振所見からは，脳幹ないし小脳の病変を考慮する必要がある．**病変が脳幹の中心部に近いほど左右側方注視眼振が出やすく，病変が左右どちらかに偏在しているほど，方向固定性眼振になりやすい．**

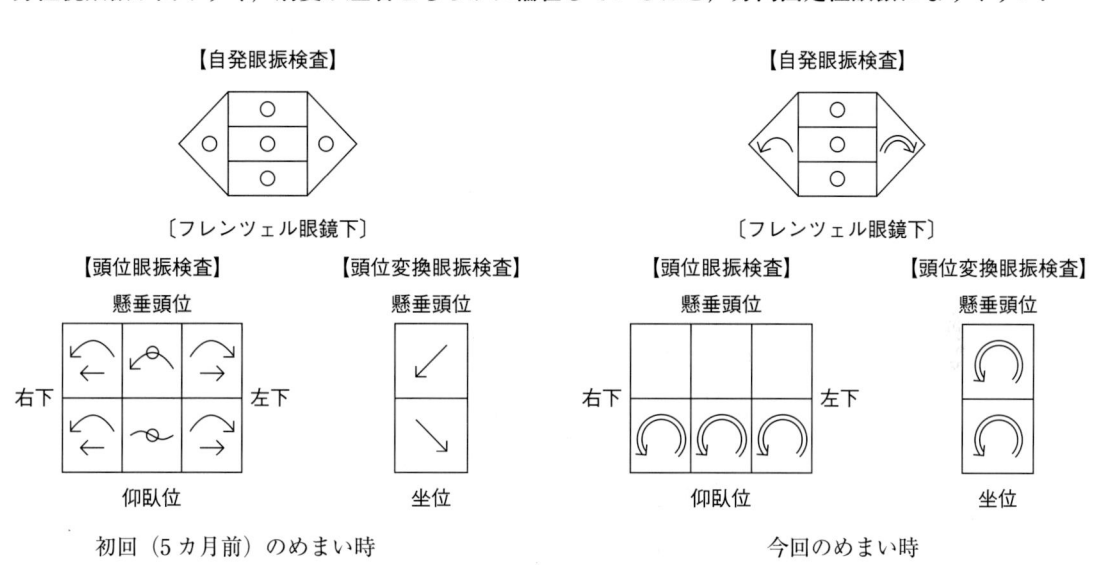

【自発眼振検査】〔フレンツェル眼鏡下〕
【頭位眼振検査】／【頭位変換眼振検査】

初回（5カ月前）のめまい時

【自発眼振検査】〔フレンツェル眼鏡下〕
【頭位眼振検査】／【頭位変換眼振検査】

今回のめまい時

プラスワン：5

内側縦束症候群（MLF 症候群）とは？

　内側縦束症候群は，内側縦束（medial longitudinal fasciculus：MLF）が外転神経核と滑車神経核の間で障害されたときに出現する眼球運動の異常を主体とした実験的にも証明された症候群である．

　この症候群の兆候は次の3つである．
① 障害側と反対を注視したときの内転眼の内転障害
② 障害側と反対を注視したとき，外転眼にみる単眼性眼振
③ 輻輳は保たれる

　この症候群について Bender らはサルの MLF を実験的に損傷し，それにより生じた眼球運動の異常を，1950 年 "Syndrome of MLF" と命名し，MLF 症候群の名はこれに由来する．

　本症候群を来す疾患として欧米では，多発性硬化症が多いとされているが，本邦ではむしろ血管障害が多く，まれに腫瘍性病変，（特に脳幹腫瘍）によるものがみられる．

　参考：One-and-a-half 症候群は PPRF（paramedian pontine reticular formation，傍正中橋網様体）の障害が合併したものである．

（小松崎　篤：Equilibrium Res Suppl. 13, p. 55, 1998.）

症例 20.
回転性めまいで受診し，脳出血が判明した男性

年齢/性別：64 歳，男性
現症/検査所見：軽度の頭痛と，数分間続く回転性めまいを 2 回繰り返したという．本人が頭部を調べることを望んだので，頭部 MRI を撮ったところ，左後頭葉に亜急性の小出血を認めた（図 33 矢印）．頭痛は軽度．めまい自体は後頭葉の出血によるとは考えにくく，出血をきっかけに椎骨脳底動脈系の循環不全を起こしたと思われた．

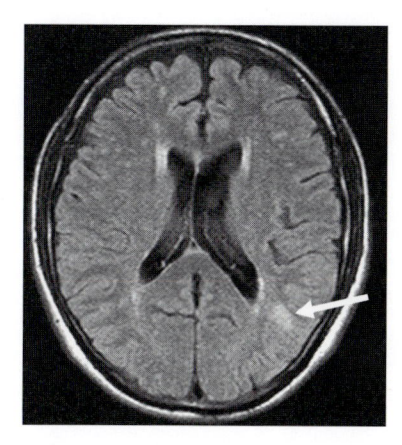

図 33　頭部単純 MRI，FLAIR 画像

眼振以外の見落としを防ぐためのキーポイント：
①中高年者が短い期間に回転性めまい発作を繰り返す時は，頭部を調べる必要がある．
②特に本人が頭部 MRI を希望するとき，「めまいで頭部を調べる必要はない」という言葉は慎みたい．

この症例から学ぶポイント：
短い持続時間のめまいと軽度の頭痛であっても，脳出血のことがある．油断は禁物である．

眼振所見：頭位・頭位変換眼振検査で左向き方向固定性水平性眼振が認められた．

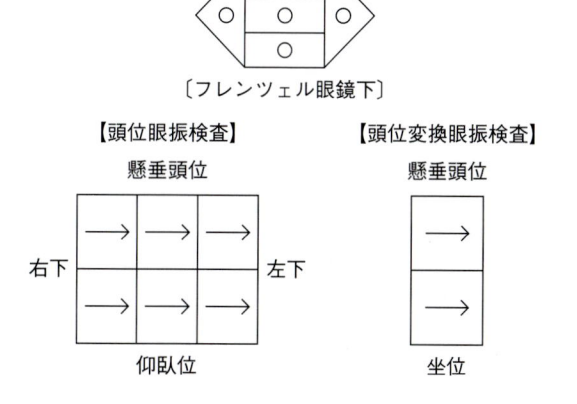

診察室から：2

出血関連の症例

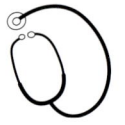

非定型めまいにて受診した硬膜下血腫の2例

❶一方向への偏倚が強く，ふらふらするというめまいで受診した患者から「近くの耳鼻咽喉科で通気をしてきたのですが，そのせいでしょうか？」との質問あり．直感的に「それはおかしい」と頭部CTを至急で撮ったら，硬膜下血腫が判明し，ただちに脳神経外科へ紹介．手術となった．

❷「最近ふらつきが出てきて，足がもつれ，体が前につんのめる」と訴えた70歳代の男性医師．至急で頭部CTを調べたら，慢性硬膜下血腫が発見され，脳神経外科へ緊急入院．後日頭部打撲の有無を尋ねたところ，「そういえば洗濯物を干す時に物干し竿に頭をちょこんとぶつけた」と話ししていた．

（文献（1）：p. 178，症例87，一言メモ11）

プラスワン：6

若年患者の中枢性めまいにも注意！

下記は2007年5月2日の朝日新聞の記事である．

ドキュメント 医療危機

> 19歳の男性がめまいを訴えた．神経の検査はとくに異常がなかった．CT検査せずに帰宅させた．数日後，再発して受診した時にCTを撮ったら，小脳出血を起こしていた．この年齢ではめったにないことだ．

最近は若年患者のめまいでも，中枢性の危ないめまいを起こすことがある．確率はかなり低いとはいえ油断ならない．回転性めまいを主訴とした，8歳女児のワレンベルク症候群（延髄外側症候群）の報告もある[*1]．

小脳出血（軽度）や小脳梗塞であっても，回転性めまいとは限らない．ふわふわするとかふらふらするというような非回転性めまいを訴えることもある．

[*1] 島田亜紀，関根和教，佐藤　豪，武田憲昭：回転性めまいで発症した若年性Wallenberg syndromeの2症例，Equilibrium Res Vol. 67, No. 2, p. 115-120, 2008．

症例 21.
ふらふら感のめまいで「高血圧によるめまい」と診断されていた脳梗塞の40代男性

年齢/性別：48歳，男性　　**家族歴**：父が脳梗塞で死亡．
現症/検査所見：左右に揺れる感じにて初診．高血圧あり．夜入浴中に上記のめまいと，その後寝ている時以外はふらふら感が持続．最初に受診した脳神経外科病院では頭部 CT は異常なく，単なる「高血圧によるめまい」の診断．その後，近くの総合病院内科にも受診したが，降圧剤処方のみとのこと．眼振は左向き方向固定性の水平性眼振が認められ，一見末梢（内耳）性を思わせる所見であった．頭部 MRI で左基底核，内包後脚に梗塞がみられ（図 34 矢印），頸部 MRA で左椎骨動脈の蛇行あり（図 35 矢印）．

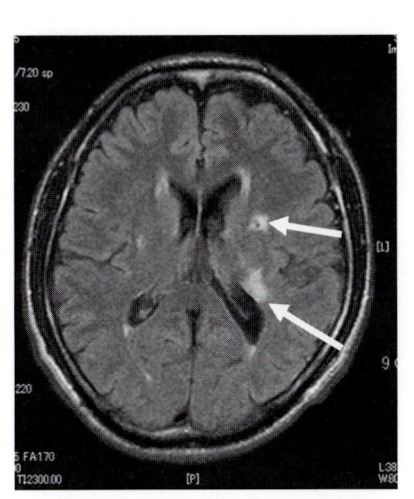

図 34　頭部単純 MRI，FLAIR 画像　　図 35　頸部単純 MRA

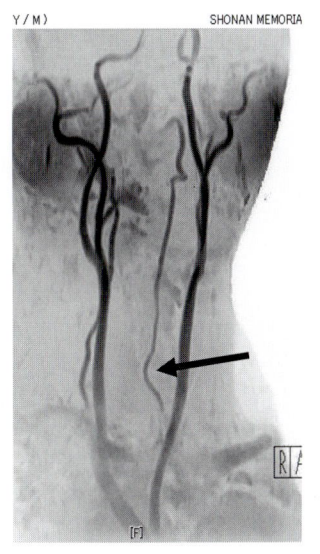

眼振以外の見落としを防ぐためのキーポイント：
①単純に「高血圧によるめまい」と考えない．
②家族歴も重要．多忙な外来ではめまい感を訴えても，高血圧があると，単純に「高血圧によるめまい」と考えがちであるが，父親が脳梗塞で死亡していることを考慮すると，特に中高年者のめまい初診時は見逃しを防ぐために，頭部 CT よりむしろ頭部 MRI，MRA を撮っておくことが必要である．

臨床経過：めまいは少しずつ改善していったが，数カ月後に後頭葉により大きな梗塞を起こし，近くの総合病院に紹介し入院となった．後頭葉は椎骨脳底動脈領域なので，頸部 MRA での左椎骨動脈の蛇行は，結果から考慮すると意味があると思われた．

眼振所見：頭位・頭位変換眼振検査にて左向き方向固定性の水平性眼振が認められ，一見末梢(内耳)性を思わせた．

今になってはもう聞けない（1）

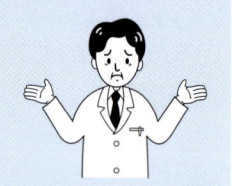

低髄液圧症候群

　低髄液圧症候群は，起立中に出現または増悪する頭痛を主症状とする．頭痛の他に悪心・嘔吐，羞明，後頭部痛，こわばり，複視，聴力障害，めまいなども出現する[*1]．

　立位や座位で小脳扁桃，下部脳幹が下方に偏位することによりめまい，難聴，耳鳴を生じることもある．

　髄液の硬膜外への漏出によって惹起され，通常腰椎穿刺や外傷が原因となることが多いが，特に誘因なく発症することもある．特発性低髄液圧症候群の予後は一般に良好であり，多くは保存療法やブラッドパッチで改善する[*2]．

([*1] 國弘幸伸，斉藤　昌，五島史行，美馬達夫：低髄液圧症候群とめまい—外リンパ瘻との合併の可能性についての1考察—Equilibrium Res Vol. 65 No. 5, p. 316, 2006.)
([*2] 生坂政臣：見逃し症例から学ぶ日常診療のピットフォール，p. 12，医学書院，2003.)

症例 22.
20 年前からメニエール症候が続いた聴神経腫瘍の高齢女性

年齢/性別：78 歳，女性
現症/検査所見：55 歳の時に左難聴を自覚．当時回転性めまい，嘔気，嘔吐あり．その後徐々に聴力が悪くなり，最近はほとんど聞こえなくなってきたという．近くの耳鼻咽喉科に通院していたが，メニエール病といわれていた．6 年前に別の病院の耳鼻咽喉科で頭部 CT を調べたが，特に問題なかったという．頭部 MRI にて左内耳道から小脳橋角部にかけて 1〜5 cm 大の聴神経腫瘍を認めた（図 36 矢印）．
経過：現在，めまいはなく，脳神経外科で経過観察中である．

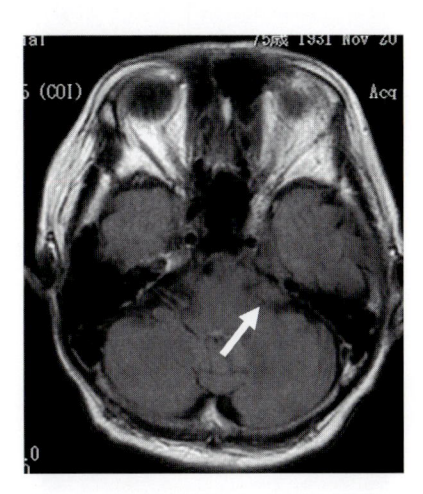

図 36　頭部単純 MRI，FLAIR 画像

眼振以外の見落としを防ぐためのキーポイント：
①「メニエール病」の診断名は，本当にそうなのかを一度は疑ってみる．頭部単純 CT で小さな聴神経腫瘍を発見するのは不可能．
②頭部 MRI を後日撮っておく．めまいを訴えてきた患者に，頭部 CT のみで「脳には異常ありません」と断定し，内耳疾患として経過を見ていると，思わぬピットフォールに陥ることがある．

この症例から学ぶポイント：
初期の聴神経腫瘍は，頭部単純 MRI でも発見はなかなか困難であるが，難聴が進行してくる場合はメニエール病以外の疾患も一応疑う必要がある．

眼振所見：頭位・頭位変換眼振検査で，右向き方向固定性水平性眼振が認められた．水平性眼振は末梢性でも認められるが，高齢者なら中枢性めまいをまず考える．

診察室から：3

左右へのふらつきと，ふらふら感を訴えた聴神経腫瘍

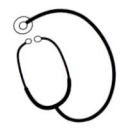

内科診療所を訪れた聴神経腫瘍の高齢男性：81歳男性，糖尿病性腎症と高血圧にて経過観察中．1カ月前から左右へのふらつきとふらふらするというめまい感を訴え，特に1週間前からはつらくなってきたとのことで受診．他の神経症状はなし．

　足踏み検査（閉眼）にて右方向へよろけた．眼振検査で中枢性が疑われたので，早速，近くの病院へ頭部MRIを依頼したところ，右内耳道内に1.6～2.2 cm大の腫瘍が発見され，聴神経腫瘍が考えられた（矢印）．同病院の脳神経外科に紹介したが，高齢なので経過観察となった．

　この症例は，著者が診療所で月に2回診療に携わっていた頃に遭遇した症例で，「危ない・中枢性めまい」の患者が思わぬときに町の診療所を訪れることがあるので注意が必要．

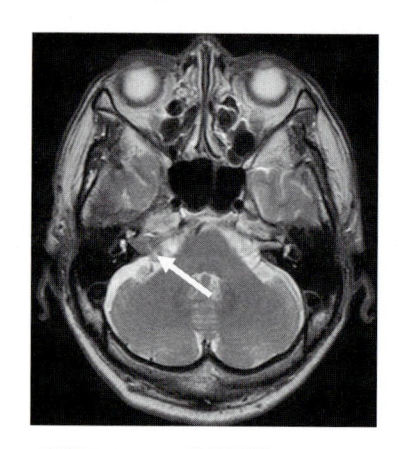

頭部MRI，T2強調画像

眼振所見：フレンツェル眼鏡下で眼振を観察したが，頭位・頭位変換眼振検査で，左向き方向固定性水平性眼振と斜行性眼振が認められた．斜行性眼振は垂直性眼振と同じく中枢性を意味する．

■聴神経腫瘍についての豆知識■

　聴神経腫瘍は，内耳道内の第8脳神経のシュワン鞘より発生する神経鞘腫で，前庭神経由来の腫瘍が蝸牛神経起源の腫瘍より多い．蝸牛神経由来の腫瘍は10％以下である．内耳道内に発生するため，内耳道内の臨床症状を示すが，腫瘍が増大し，内耳孔より小脳橋角部に伸展し，小脳や脳幹を圧迫するようになるとそれぞれの神経症状がみられる．

　症状は一過性のめまい感，不安定感，難聴，耳鳴，徐々に進行する片側の感音難聴は要注意である．難聴は，急に発症することがあり，突発性難聴との鑑別が必要．

　腫瘍が内耳道内を充満し，内耳孔より小脳橋角部に伸展した場合，腫瘍による小脳や脳幹の圧迫症状としての歩行障害，左右側方注視眼振が出現する．

（松永　喬，小松崎篤他：めまいの診断基準化のための資料—1987年めまいの診断基準化委員会答申書—，めまい平衡障害の診断・治療のための臨床指針資料，Equilibrium Res Suppl. 11, P51, 54, 1995.）

症例 23.
良性発作性頭位眩暈と区別できない眼振所見を呈した小脳梗塞の高齢男性

年齢/性別：83 歳，男性　　**既往歴**：高血圧にて経過観察中．
現症/検査所見：仕事中にぐらっとして，その後回転性めまいを起こした．耳鳴，難聴なし．救急にて内科外来を受診．至急で頭部 CT を撮ったが，梗塞を思わせる所見は見あたらなかった．メイロン投与を行っても症状はほとんど変化なし．後日の頭部 MRI にて小脳の梗塞が発見された（図 37 矢印）．

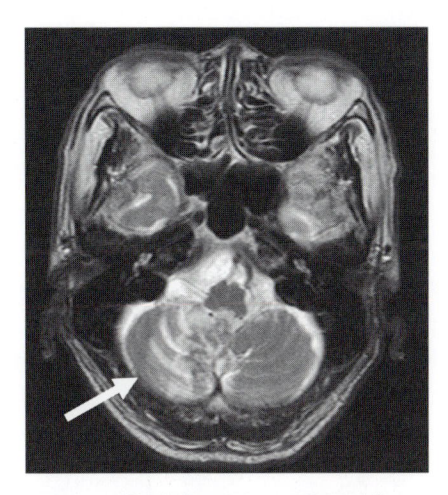

図 37　頭部単純 MRI，T2 強調画像

眼振以外の見落としを防ぐためのキーポイント：
①高齢でしかも高血圧の患者が頭位変換時のめまいを訴えたとき．眼振で良性発作性頭位眩暈と酷似した所見を呈しても，まず中枢性を考慮し，安易に「良性発作性頭位眩暈，内耳が原因」と即断しない．
②救急で来院した患者に対して．頭部 CT のみ撮影し，それに異常なければ，「良性発作性頭位眩暈」と診断して，浮遊耳石置換法を施行することは危険ですらある．
③後下小脳動脈領域の梗塞ではめまいが唯一のことが多い．しかも一見末梢（内耳）性の眼振所見と酷似していることが多い．他の神経症状を伴わないことがよくあるので，すぐに末梢（内耳）性めまいと断定しない．

眼振所見：方向交代性下向性回旋性眼振（回旋成分の強い水平性眼振）が認められ，潜伏時間が短く，減衰現象に乏しかったが，良性発作性頭位眩暈と見まがう所見であった．中枢性発作性頭位眩暈（狭義）であっても，潜伏時間が長く，減衰現象も確実に存在するケースを多数経験している．成書には中枢性の発作性頭位眩暈症例は一般に潜伏時間が短く，減衰現象をほとんど伴わないと記載されているが，必ずしもそうとは限らない．教科書通りとならないのがヒトの体の難しいところである．

症例 24.
橋梗塞と内頸動脈狭窄が認められた中枢性発作性頭位眩暈（狭義）の高齢男性

年齢/性別：76歳，男性　　**既往歴**：整形外科にて脊柱管狭窄症にて治療中．
現症/検査所見：朝起床時と右下頭位で回転性めまいがあるとのことで来院．肩こり，首すじのこりが著明．頭位眼振検査で方向交代性下向性回旋性眼振を認めた．頭部 MRI にて橋に小梗塞がみられたが（図38 矢印），拡散強調画像では問題なく新鮮梗塞は否定的であった．頸部 MRA では左椎骨動脈起始部に強い屈曲と蛇行が認められた（図39 矢印）．
診断：これらの所見から椎骨脳底動脈循環不全を背景にした中枢性発作性頭位眩暈（狭義）と判明した．さらに右内頸動脈近位側に中等度の狭窄が認められた．内頸動脈狭窄は将来の脳梗塞のリスクがあるので，抗血小板剤の適応となるし，最近では内頸動脈狭窄症の患者は，虚血性心疾患の合併率も高く，全身の動脈硬化が進行している症例が多いといわれている．頭部 **MRI** のみで「**良性発作性頭位眩暈**」と診断し，「内耳が原因なので心配なし」とすると，「**内頸動脈狭窄**」が見逃されてしまう．

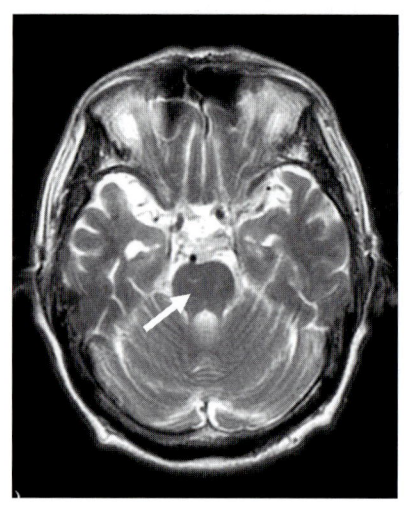

図38　頭部単純 MRI，T2 強調画像 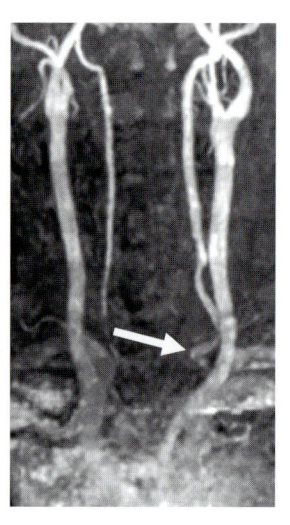　　図39　頸部単純 MRA

眼振以外の見落としを防ぐためのキーポイント：
起き上がるときと右下頭位で回転性めまいがあるという自覚症状で，良性発作性頭位眩暈を示唆する所見であっても，**高齢者でしかも頭部 MRI で橋に小梗塞があれば**，**中枢性発作性頭位眩暈（狭義）**を考慮する．

眼振所見：頭位・頭位変換眼振検査で，方向交代性下向性回旋性眼振と，坐位と懸垂頭位で方向の逆転する回旋性眼振が観察された．

第4章

中枢性めまい(1)

―中枢性めまいの症状と臨床例―

症例 25.
風邪症状で解熱後，ふらつきと複視が続いた急性散在性脳脊髄炎の女性

年齢/性別：60歳，女性

現症/検査所見：孫がアデノウイルスに感染し，それを受けて発熱 39.7℃と強い頭痛が3日間ほど続いた．発熱の翌日には物が二重に見えたという．一旦解熱したが，その後再び2日間に亘って発熱（38℃）が持続．近医では遠くの物が二重に見えると話をしても，「熱のためではないか」と言われたという．その後解熱しても，複視とふらつきが続くので受診．足踏み検査にて，後方へよろけて途中で中止せざるをえなかった．この症状は椎骨脳底動脈領域，つまり脳幹，小脳の病変を示唆する．眼振は左右側方注視眼振が認められ，自覚的にも左右注視時に物が二重に見えるとのこと．この所見で，脳幹の中心部付近の病変が疑われた．頭部 MRI を至急で撮ったところ，橋被蓋に微妙な高信号を認めた（図 40 矢印）．

経過/診断：近くの総合病院神経内科へ紹介し，急性散在性脳脊髄炎と診断された．

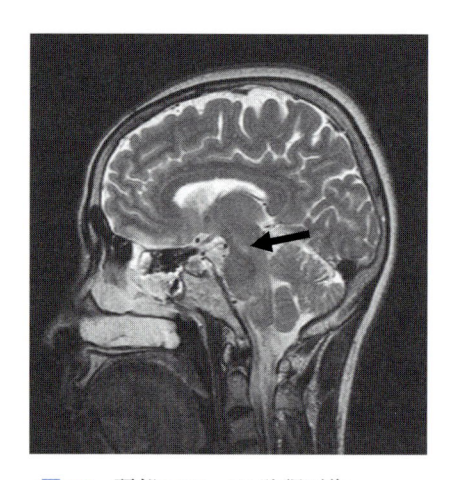

図 40　頭部 MRI，T2 強調画像

眼振以外の見落としを防ぐためのキーポイント：

① 「物が二重に見える」を軽視しない．普段外来で診ている比較的ありふれた疾患（common disease）の中に重要な疾患が隠れていることがある．気を引き締めておく必要がある．

② 複視とふらつきがある場合．中枢性，特に脳幹病変を疑う．患者の訴えはやはり重視しなければならない．

③ 急性発症のめまいと複視．急激発症のめまいと複視が考えられる中枢疾患は，椎骨脳底動脈系の虚血，橋・小脳出血であり，ほかに多発性硬化症，ウェルニッケ脳症，神経ベーチェット病，結核・真菌性髄膜炎が考えられる[22]．

眼振所見：裸眼では左右注視時に眼球が「がしゃがしゃ」と早い動きをするのが観察された．この動きは脳幹の病変を疑う所見である．フレンツェル眼鏡下でも注視不全麻痺性眼振が認められた．

症例 26.
種々の治療に反応せず，ゾビラックス®内服によりめまいが完全に消失した仮性ダンディ症候の30代女性

年齢/性別：36歳，女性

現症/検査所見：受診1年前の早朝，数時間の回転性めまいあり．その後頭の中で揺れる感じと嘔気，眼の焦点が合わない感じ，何となくふらつく感じが続くと訴えた．めまいを専門とする某耳鼻咽喉科医院で様々な薬剤治療を受けたが効果なく，某総合病院脳神経外科を受診するも改善なし．脳神経外科での頭部MRI, MRAは特に問題なかったという．仮性ダンディ症候を考え，下記の治療を行った．

治療：本症例は，時間が経過していなかったので，大脳までは障害されていないだろうと考え，最終的にゾビラックス®を3錠/日から開始した．内服後3時間ほどは，一旦ふらつきも改善し，眼の焦点が合うようにはなったが，その後また戻ってしまったという．そこでゾビラックス®を4錠/日にして14日間内服させたところ，めまいは改善し，その後数回ゾビラックス®を毎月1回ずつ処方し，完全に消失した．

ここで一言：めまいに対する抗ウイルス剤による治療については，抵抗感がある医師もまだ多いと思われるが，臨床医にとって，目前で病に苦しむ人に手を差し伸べるのが課せられた使命ではなかろうかと著者は考える．

解説：ストマイやカナマイ中毒で，両側内耳や両側のバランスを司る脳神経の障害で起こる「ジャンブリング現象」と同じ症状は，小脳の虫部や中脳の病気でも起こる．1928年にダンディ（Dandy）が，あるめまい患者の治療をしようと両側のバランス神経を手術的に切断したところ，手術前まであったふわふわ感が余計にひどくなったと報告した．その患者は中脳〜小脳の委縮例であった．坂田は脳から来るジャンブリングなので，ダンディの名をとって「仮性ダンディ症候」と呼ぶことを提唱した．仮性ダンディ症候とは，回転性めまいの後，歩行時，坐位，仰臥位でも持続性・浮動性のめまい（ふわふわ）が続き，めまい患者の中で少なからざる患者が慢性期に現れる症候と記載している[23]．

眼振所見：頭位・頭位変換眼振検査で左向き方向固定性回旋性眼振，一部に斜行性眼振が認められ，眼振からは椎骨脳底動脈系の循環障害が基盤にあり，これに帯状疱疹ウイルスの再活性化が加味されたのではと考えられた．

症例 27.
右上を向いたときのみめまい，眼前暗黒を訴えた椎骨脳底動脈循環不全の 40 代男性

年齢/性別：47 歳，男性

現症/検査所見：電車の中で車内広告を見ようとして右上を向いたとたんふわっとし，眼前暗黒が出現した．頭位眼振検査にて，ネクタイを締めた状態で右下頭位にしたときに「息苦しい」と言って苦悶状となった．このときの眼振は下眼瞼向き垂直性眼振が明確に認められた．次にネクタイを緩めてもらって再度同じ頭位をとらせたところ，今度は水平性眼振に変わった．つまり頸部筋群を緊張させた状態（特に左頸部筋群）で右下頭位にすると，右上を向いたときの頭位と同じ頸部筋群を伸展させた条件となり，明らかな中枢性を示す下眼瞼向き垂直性眼振が生じたと考えられた．頸部 MRA で，ネクタイを締めた状態で右下頭位にしたときには，正面で撮った像に比べて明らかに左椎骨動脈径が細くなっている所見が認められた（図 41 矢印）．頸部 MRA にて左椎骨動脈の圧排狭窄が疑われ，後日眼前暗黒を起こしたときと同じく，ネクタイを締めた条件で右上を向いて，頸部 CTA を注意深く行った．その結果，C5 頸椎による圧排とまでは言い難く，むしろその周囲の軟部組織による圧排が考えられた（図 42 矢印，変形した骨周囲の軟部組織による圧排，図 43 太矢印は右椎骨動脈，細矢印は圧排された左椎骨動脈）．したがって頸性めまいとは明確に診断できない状況であった．

治療/経過：セロクラール®（20 mg）3 錠/日投与にて眼前暗黒は消失したが，右上を向いたときのふわっとするめまい感が軽くはなったものの持続している．

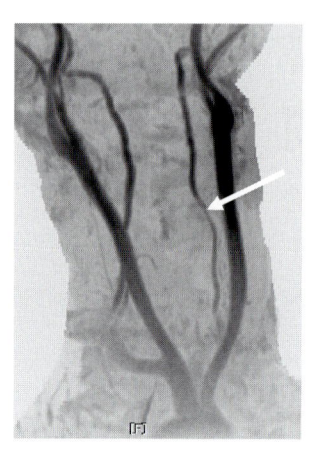

図 41　頸部単純 MRA（仰臥位，右下頭位）

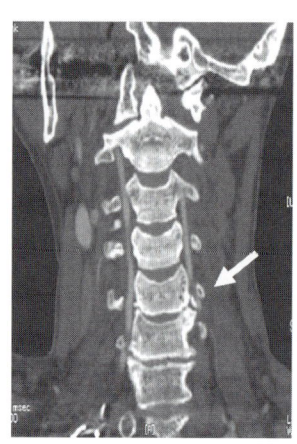

図 42　頸部 CTA

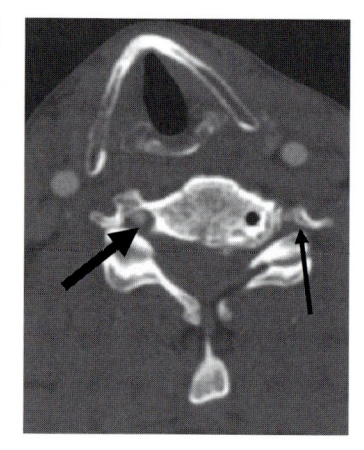

図 43　頸部 CTA

眼振以外の見落としを防ぐためのキーポイント：
ふわっとしためまいならそれほど問題ないかというとそうではない．眼前暗黒を伴えば，まず後頭葉の虚血を考慮する．眼前暗黒は中枢性めまいを示唆し，この症状があれば，末梢（内耳）性のめまいは否定される．

眼振所見：ネクタイを緩めた条件で頭位および頭位変換眼振検査を施行．右向き方向固定性水平性眼振が認められた．ネクタイを締めた条件で，右下頭位にしたときに垂直性の下眼瞼向き眼振が出現し，ネクタイを緩めた条件では水平性眼振に変わったという現象は，普遍的とまでは言えないが，このケースの場合は，椎骨動脈の血行障害が一定程度以上低下すると，垂直性眼振となり，それ以前の微妙な循環障害の状態では，水平性眼振が出現しやすいということを示している．

今になってはもう聞けない（2）

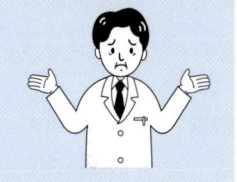

Powers 症候群

　1961 年 Powers らが従来椎骨脳底動脈循環不全症として処理されていた疾患のうち，鎖骨下動脈と椎骨動脈起始部のなす軸が先天的に異常を示すものがあることを 28 症例報告した．これによって頸部の回転や過伸展の際に，椎骨動脈の起始部付近で前斜角筋，甲状頸動脈により椎骨動脈が圧迫され，脳幹の虚血を起こし回転性めまいや失神を生じる．その他，しばしば補充現象を伴う感音難聴（患者は音が響く感じを訴える），めまいが治まっても持続する耳鳴，眼窩上部や頭頂部の頭痛，限られた範囲の顔面痛，めまいに随伴する嘔気，嘔吐，下痢，後頭葉の虚血から来る眼前暗黒（white out も同義語），患側上肢のしびれのような脳底動脈循環不全の症状があり，血管撮影で異常が確認できるといった条件がそろえば Powers 症候群として，外科的処置が有効である．

　頸性めまい（cervical vertigo），椎骨脳底動脈循環不全症は本症候群と密接な関係があり，ほぼ同義語と考えてもよい．

（田口喜一郎：Powers 症候群，Equilibrium Res Suppl. 13, p. 65, 1998.）
（Powers SR Jr., Drislane TM, Nevins S：Intermittent vertebral artery compression：a new syndrome. Surgery 49, p. 257-264, 1961.）

症例 28.
メニエール病に酷似した症状を呈した椎骨脳底動脈循環不全（hemodynamic type）の男性

年齢/性別：54歳，男性　　**既往歴**：糖尿病にて経過観察中．

現症/検査所見：受診 4 カ月前に回転性めまい出現．持続時間は約半日．1 カ月後も回転性めまいあり．左耳鳴を伴い，めまいの時に増強し，めまいが治まると耳鳴りも軽くなる．嘔気，嘔吐あり．飲食店を経営しているが，ふらつきが続くため閉店．頸椎 X-ray にて**前縦靱帯硬化症**がみられた．頭部 MRI では特に所見なく，頭部 MRA で脳底動脈蛇行が観察された（図 44 矢印）．頸部 MRA で，右椎骨動脈起始部に蛇行を認め（図 45 太矢印），特に左椎骨動脈起始部の屈曲あり（図 45 細矢印）．

ここで一言：本症例は，某耳鼻咽喉科でイソバイド®が処方されていた．糖尿病の患者は血糖と血小板凝集能は相関するといわれており，イソバイド®のような利尿作用のある薬剤を使用するのは得策ではない．

診断：確かに一見メニエール病を思わせるが，前縦靱帯硬化症と椎骨動脈起始部の屈曲，蛇行所見とを合わせて勘案すると，内耳血流障害を伴った椎骨脳底動脈循環不全（hemodynamic type）と考えられた．

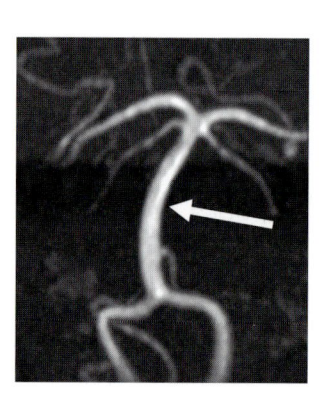

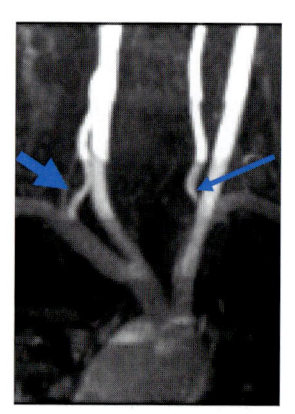

図 44　頭部単純 MRA　　図 45　頭部単純 MRA

眼振所見：頭位・頭位変換眼振検査にて左向き方向固定性水平回旋混合性眼振が認められた．

症例 29.
浮遊耳石置換法の繰り返しを指示され，常に「ぐらぐら感」が続くようになってしまった女性

年齢/性別：63歳，女性
現症/検査所見：某病院耳鼻咽喉科にて良性発作性頭位眩暈と診断され，理学療法（浮遊耳石置換法）を指示された．その後，言われた通り自分で何度も毎日理学療法を行っていたが，最初の回転性めまいから徐々にぐらぐら感に変わり，そのうち座っていても，立っていても，坐位から立位になるときも，とにかく年中寝ている時以外はいつも頭の中でぐらぐらするめまい感が持続するようになったという．
経過：ちなみにこの症例は，種々の抗めまい薬，精神安定剤，後頸部への物理療法，漢方療法（鍼は拒否），抗ウイルス療法と施行したが，どの治療にも全く反応しなかった．

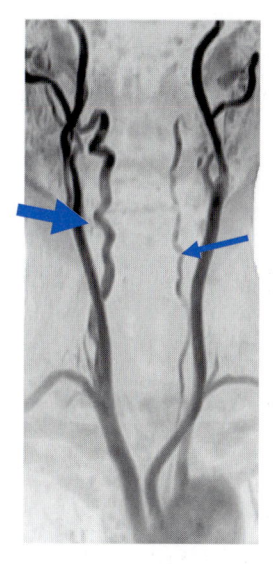

図46　頸部単純 MRA

解説：浮遊耳石置換法によりめまいが改善，消失する症例があることは広く認識されつつある．しかしながら本症例はおそらく椎骨脳底動脈系の循環不全を背景とする中枢性発作性頭位眩暈（狭義）であった可能性がある．内耳が原因の良性発作性頭位眩暈との診断の下に，何度も理学療法を繰り返すうちに，小脳あるいは中脳の機能障害を起こしたか（仮性ダンディ症候），あるいは慢性めまい感についての研究が最近報告されているごとく，大脳の両側頭葉に存在するという頭位認識中枢への情報伝達の左右差が生じ，さらに脳梁の後側の障害でも，小脳症状が出現しうるといわれているが[24]，左右大脳間の脳梁を通しての補正が行われるはずの情報伝達が遅延するようになり，左右の頭位認識中枢間にずれを生じた結果，常時めまい感が起こるという現象になったのではないかとも考えられる[25]．以前からの，肩こりから来る潜在的な椎骨脳底動脈系の循環不全があり，脳梁の後方部位が微妙に機能低下していた可能性もある．

眼振所見：頭位眼振検査でわずかの方向交代性下向性水平性眼振を認めるのみ．

●最前線の医師のためのワンポイントレッスン：2●

「心因性の要因もあるのでは？」という意見もあるかも知れない．しかし高齢の人に「良性発作性頭位眩暈」として長期に亘って理学療法を続けると，このような症例がありうることを知っておく必要がある．このような状態に陥ると，種々の治療に頑固に抵抗し，医療側も患者も大変困ったことになる．

プラスワン：7
持続するめまい感の患者をどう扱うか？

　症例29以外にも，糖尿病と心房細動の高齢者でいつも寝ている時以外，寝ようと横になるとき，座っていて立ちあがるとき，歩いているときなど，常にめまい感を訴えるケースを経験している．この症例は唯一鍼療法のみに反応し，少しずつめまい感が軽快，最近ようやく消失した．抗めまい薬，漢方薬，抗ウイルス薬，後頸部への物理療法などはまったく効果がなかった．

　ちなみに，著者は横須賀共済病院で，良性発作性頭位眩暈も含め，昭和63年から頭部MRIを，MRAが撮れるようになった平成8年以降はほぼ全めまい症例の頭部MRI，MRA，頸部MRAを観察した結果，**第一線の内科臨床においては，典型的な良性発作性頭位眩暈はあまり多くないと思われる．むしろ椎骨脳底動脈系の循環障害を基盤とした，中枢性発作性頭位眩暈（狭義）の方が多いと考えている．**

　良性発作性頭位眩暈あるいは中枢性発作性頭位眩暈（狭義）で，めまいがなかなか消失しない患者に対し，薬剤療法はあまり効果がないという意見もあるが，定番のメリスロン®（6 mg）3錠，メチコバール®（500 mg）3錠，アデホス顆粒（1 g）3包/日で効果が薄ければ，メリスロン®（6 mg）6錠（場合により9錠）＋セファドール®3錠/日にするか，特に高齢者の場合，背景に動脈硬化があるので，これらにセロクラール®（20 mg）3錠またはサアミオン®3錠/日をさらに加えると効果が出ることが多い．

> 症例 30.
浮遊耳石置換法では改善せず，薬物療法にてめまいが消失した頸椎後彎症が基盤の中枢性発作性頭位眩暈（狭義）

年齢/性別：42歳，男性
現症/検査所見：1年前頃，軽度めまいにて某総合病院耳鼻咽喉科を受診し，良性発作性頭位眩暈の診断で浮遊耳石置換法を施行されたが，めまいは改善せず．目がチカチカし，首を動かすとボキボキ音がし，肩こりも強いとのこと．頸椎 X-ray にて軽度後彎が認められ（図 47 矢印），**頸椎の後彎は頭痛，めまいの原因になりうるし，このための目の症状と肩こりと考えられた**．アルコールを多飲し，血圧は 130/90 で，拡張期血圧が高く，尿酸値が 8.1 と高めで，eGFR も 60.7 と軽度の慢性腎障害あり．この生活習慣と血液データからも血管病変が疑われた．眼振は方向交代性下向性水平性眼振で，良性発作性頭位眩暈にみられる典型的な純回旋性眼振ではなかった．頭部 MRI は異常なし．頸部 MRA では 40 歳代前半ながら右椎骨動脈の蛇行が認められた（図 48 矢印）．めまいを生じた機序は図のように考えられた．

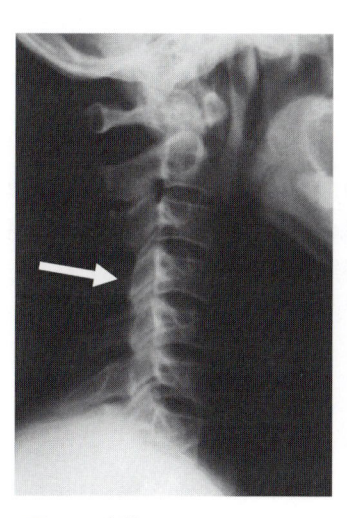

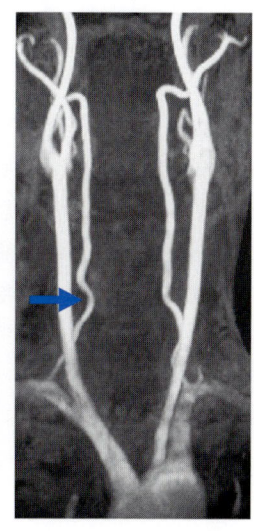

図 47　頸椎 X-ray　　　図 48　頸部単純 MRA

```
頸椎後彎症    椎骨動脈の蛇行
    ↓           ↓
   肩こり  →
              ↓
       椎骨･脳底動脈循環不全
              ↓
       中枢性発作性頭位眩暈（狭義）
```

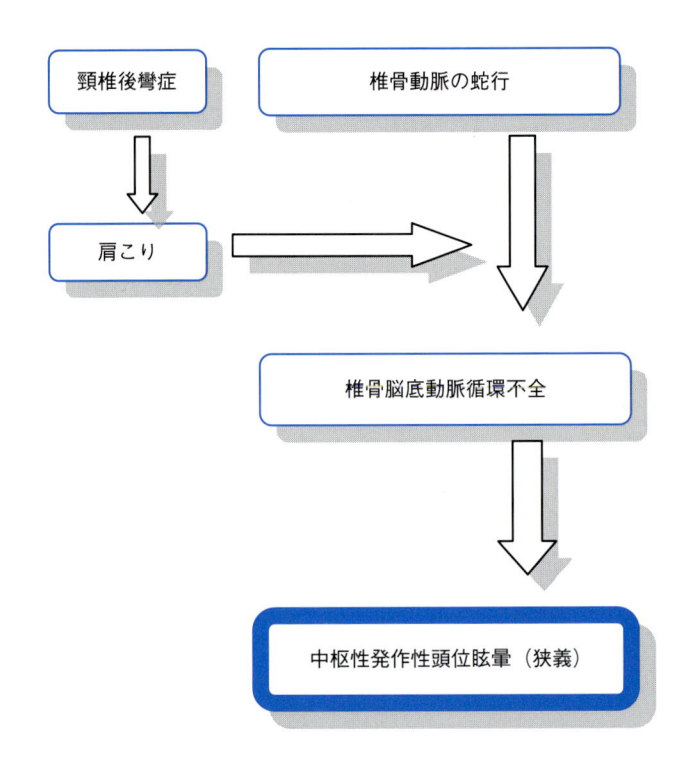

治療：このようなケースには，浮遊耳石置換法よりはむしろ薬物療法を選択した方が良い．この患者に対してはカルナクリン（50 mg）3錠，セロクラール（20 mg）3錠，苓桂朮甘湯 7.5 g/日を投与し，めまいは完全に消失した．生活習慣病としての高尿酸血症，高血圧に対しては投薬が必要となる．生活習慣病を抱える患者にとって，めまいは一種の警告であり，内耳のみに関心を向けているとかえってめまいが治まりにくくなり，そのうちどんな治療にもまったく反応しなくなることがあるので要注意である．

眼振以外の見落としを防ぐためのキーポイント：
頸部のこりがあり，首を回すとボキボキ音がするという症状があれば，頸椎のX-rayを調べた方がよい．**外来を受診するめまいでは，最も頻度の多い「良性発作性頭位眩暈」にしておこう**とか，眼振所見で方向交代性眼振が認められたからという理由で内耳に起因する「良性発作性頭位眩暈」と診断していると，このようなケースが見逃されることになる．

眼振所見：頭位・頭位変換眼振検査で方向交代性下向性（純）水平性眼振がみられ，懸垂頭位と坐位で方向が逆転する水平性眼振も観察された．

症例 31.
ふわふわするめまいで原因不明とされた頸性めまいの女性

年齢/性別：54 歳，女性
現症/検査所見：数年前に回転性めまいあり．目が疲れやすく，最初は回転性めまいであったが，その後は時々ふわふわするめまい，**左耳前部～頬部に軽度の痛み**があり，ピアノ奏者なので，肩が凝りやすく，左後頸部から後頭部にかけての痛みも伴うとのことで，某総合病院の耳鼻咽喉科を受診．良性発作性頭位眩暈と診断され，治療を受けたが変化なし．整形外科では頸椎 MRI で問題ないと言われ，脳神経外科でも頭部 MRI で何もなしとのことで，近くの耳鼻咽喉科から紹介され初診．めまいの原因を明確にして欲しいとの希望あり．

　頸椎 X-ray で後彎が認められ（図 49 矢印），強い肩こりの原因が判明した．頭部 MRA で右椎骨動脈が脳底動脈への合流部の直前で細くなっており，これに肩こり，つまり頸部筋群の緊張が加わっての椎骨脳底動脈領域の循環不全を介した頸性めまいが考えられた．

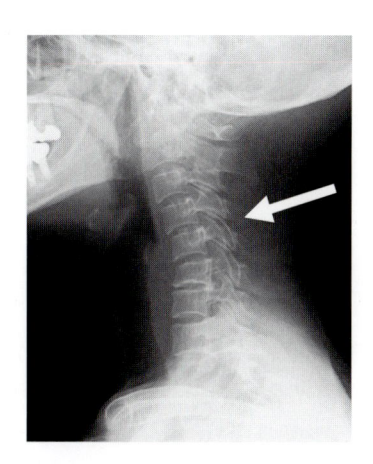

図 49　頸椎 X-ray

眼振以外の見落としを防ぐためのキーポイント：
①**頸椎 X-ray は重要**．この写真をみれば，肩こりと後頸部の痛みとめまいの関連性が一挙に解決する．本症例は某整形外科で頸椎 MRI が撮られていたが「異常なし」と言われたという．頸椎 MRI は微妙な頸椎椎間板ヘルニアを除外できるかも知れないが，画像検査の前の数枚の頸椎 X-ray でおおよその見当はつく．
②**頭部 MRI** で「脳に異常なければ，末梢（内耳）性めまい，前庭神経炎だろう」と考えない．症状によっては MRA まで見ないと微妙な所見が見逃されてしまう．本症例のごとく，耳鼻咽喉科，脳神経外科，整形外科の狭間で，どの科を受診しても明瞭な答えが返って来なかったという事例は少なからずある．各科を右往左往する「めまい難民」のような患者が後を絶たないのは，由々しき問題である．

この症例から学ぶポイント:
①**めまい以外の症状にも留意.** めまい以外に,後頸部から後頭部,頭頂部の痛み(一側のこともある),進行すると一側の耳前部から顔面にかけての痛みや,ぴりぴりするというような症状を訴えることがあるが,このような顔面の痛みは表面的な痛みよりむしろ,椎骨動脈の循環障害のような深部病変からの由来を考慮する[26].このような痛みがあるときは「頸性めまい」を疑ってみる.
②**頸椎 X-ray 読影の際のピットフォールについて.** めまいと頭痛を同時に訴える患者は多い.喜多村が「頭痛診断における頸椎 X 線の有用性」の中で,以下の正常者,ストレートネック,後彎の3種類の頸椎 X-ray の写真(図 50)と共に診断の重要性について触れている[27].

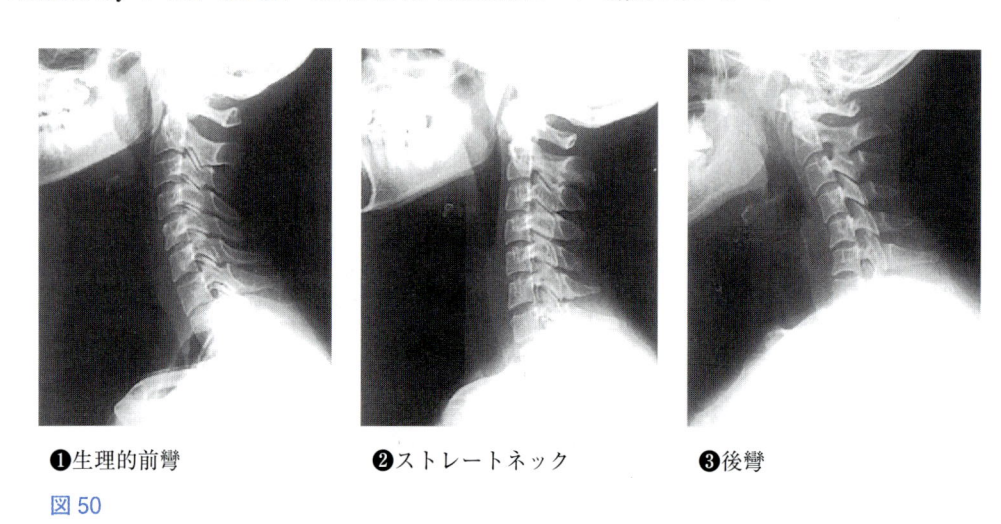

❶生理的前彎　　❷ストレートネック　　❸後彎

図 50

　外来を受診する緊張型頭痛の患者の中に,肩こりを伴う後頭部から後頸部の圧迫されるような鈍痛が続き,緊張型頭痛を疑って医療機関を受診した経験のある患者は多い.その際に頸椎 X-ray を施行しても,医師がストレートネックや後彎を所見としてとらえず,器質的病変のみに注目して「頸椎 X-ray に異常なし」と判断して,結局緊張型頭痛の診断も正しくされていないという実情がきわめて多いとしている.(喜多村孝幸:頭痛診断における頸椎 X 線の有用性,坂井文彦編,頭痛診療のコツと落とし穴,p.63, 2003)

眼振所見:頭位眼振検査で,右向き方向固定性水平性眼振で一部に斜行性眼振がみられ,中枢性が示唆された.注意深く観察しないと斜行性眼振は見逃されてしまう.**本症例からも,「定方向性眼振は末梢(内耳)性を考慮」に固執しないことが大切である.**

診察室から：4

若年者の頸性めまい（Bow hunter 症候群？）

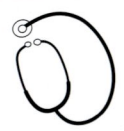

アーチェリーのクラブ活動に勤しむ女子校生：17歳女性，上を向いて頸部を過進展した時に急に回転性めまいを生じたとのことで近医より紹介され来院．普段の練習は土，日もなくかなりハードとのこと．某総合病院救急外来を受診，頭部 CT を撮ったが問題なし．著者の外来初診時，両肩が板に触れるがごとく強く張っており，頸部筋を軽く圧するだけで痛みあり．

眼振所見は頭位眼振検査で方向交代性下向性回旋性眼振，頭位変換眼振検査にて懸垂頭位と坐位で方向の逆転する回旋性眼振が認められた．減衰現象を認めたが，潜伏時間に乏しかった．一見良性発作性頭位眩暈のように見えたが，頭部 MRA では左椎骨動脈が描出不良で低形成．（図矢印）つまりほとんど右椎骨動脈のみで灌流が行われているという状態である．

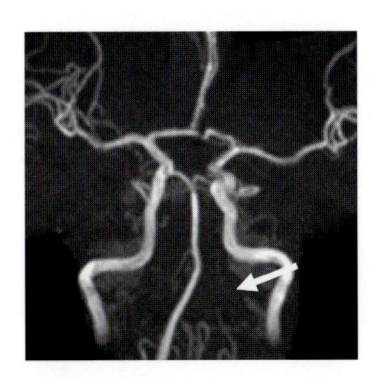

頭部単純 MRA

本症例は，試合前でアーチェリーの猛練習中．右利きで頸部を左に回転させ，右手で矢をつがえて目標を射る運動を繰り返していた．環椎軸椎関節にたとえ問題がなくても，頸部筋の強い緊張をベースに，頸部回旋時あるいは上を向くことによる頸部伸展時などには，対側の右椎骨動脈周囲の筋群による圧排狭窄が十分起こり得ると思われた．アーチェリーで脳梗塞の症状が出現した「Bow hunter 症候群」とまではいえないが，同じスポーツで起きた回転性めまいであるし，頸部筋に触れただけで強い痛みを訴えたので，「頸性めまい」と判断された．

この状況をフローチャートで示すと次のようになる．

```
┌─────────────────────────┐
│ 左椎骨動脈描出不良→低形成 │
└─────────────────────────┘
             ↓
┌─────────────────────────┐
│ 椎骨脳底動脈領域の灌流はほぼ右 │
│ 椎骨動脈のみで行われている    │
└─────────────────────────┘
             ↓
┌─────────────────────────┐
│ ふだんから潜在的に椎骨脳底動脈 │
│ 領域の血行不全状態にある     │
└─────────────────────────┘
                    ↓
┌──────────────────────┐ ⇒
│ アーチェリーの猛練習により │
│ 強い頸部筋群の緊張あり   │
└──────────────────────┘
             ↓
┌──────────────────────────────────┐
│ 頸部回旋時または頸部過伸展時、dominant な右椎骨動脈の │
│ 血行障害から椎骨脳底動脈の循環不全状態となり、小脳や  │
│ 脳幹の虚血が一時的に生じる                    │
└──────────────────────────────────┘
             ↓

          **回転性めまい**
```

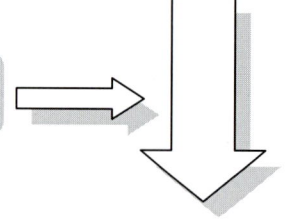

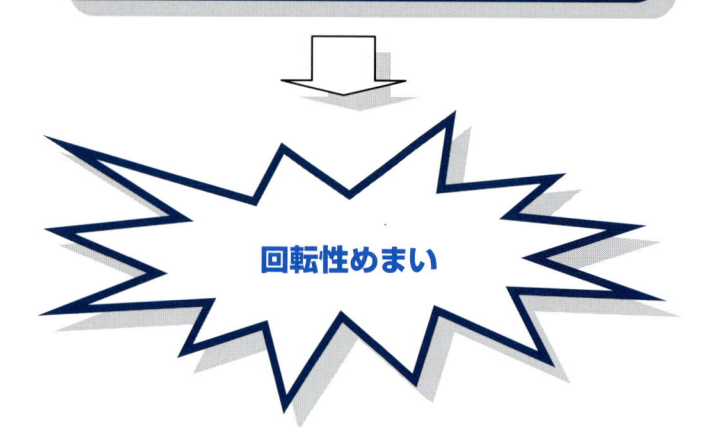

症例 32.
回転性めまい後，意識消失となった女性

年齢/性別：56 歳，女性
現症/検査所見：過労状態で遠方に出張．仕事の後，回転性めまい後に眼前暗黒，続いて意識消失となり，某病院に入院．心疾患はなし．回転性めまいは治まったものの，ふわふわ感が残ったとのことで受診．入院した病院で耳鼻咽喉科医の往診を受け，「めまいは前庭神経炎にしては変だし，意識消失の原因は不明です」と言われたという．頭部 MRI は異常なし．
鑑別診断：頸部 MRA で右椎骨動脈が細く（図 51 細矢印），両椎骨動脈，特に左椎骨動脈の蛇行が著明（図 51 太矢印）で椎骨脳底動脈循環不全と診断した．

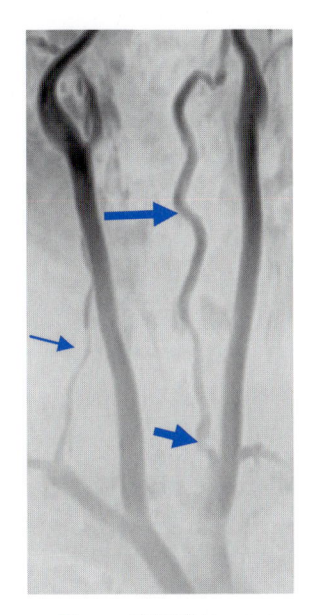

図 51　頸部単純 MRA

眼振以外の見落としを防ぐためのキーポイント：
　病歴聴取の際，自覚症状で眼前暗黒があれば，まず後頭葉の虚血を考える．意識消失があったということから，続いて脳幹の虚血を起こしたと判断できる．椎骨脳底動脈循環不全の中の一つの症状として faintness（失神）があることを理解していれば診断は容易である．これがキーポイントとなる．頭部 MRI で器質的な病変が除外できれば，椎骨脳底動脈循環不全と診断できる．

眼振所見：頭位・頭位変換眼振検査で左向き方向固定性回旋性眼振が認められた．

症例 33.
頸椎椎間板ヘルニアが既往にあり，起立性低血圧，椎骨脳底動脈循環不全の諸症状を呈した中年男性

年齢/性別：53歳，男性
既往歴：以前から糖尿病と低血圧を指摘されている．空腹時血糖 90 前後，HbA1c 6.0％前後．スキーに約 10 年間専念したことがある．この間腰椎や膝を痛めたことがある．頸椎にも負担がかかっていたと思われる．6 年前頸椎椎間板ヘルニアと言われ激しい痛みが頸部にあり．当時左手指のしびれを感じた．
現症/検査所見：2 年前，左斜め前方に傾くようになり，上下左右へのめまいと歩行時に体が左右へふらつく感じが出現．1 年前から左上下肢の動きが悪くなり，めまいの時に上半身の揺れも感じるようになった．特に狙ったキーボードのところに左手がスムーズにいきにくいという．神経内科では多系統委縮症を疑われ，投薬を受けたが，効果なし．左上肢の筋力低下あり．最近は左視野に霧がかかっているようなことがあるし，物をみても焦点が合わない．頭と体が一日中上下左右前後に揺れ，めまいとふらつきがひどいとのことで来院．**階段の昇降時は上る時もつらいが下りる時の方がさらにつらく，手すりにつかまらないととても下りられないという．**
診断に至るまでの経緯：都内の大学病院耳鼻咽喉科受診時，一部下眼瞼向き垂直性眼振を含む方向交代性眼振と視運動性眼振検査で小脳障害を指摘された．その後総合病院の神経内科，整形外科，関西の病院等で「耳鼻咽喉科や眼科的疾患ではない」こと，「めまいは頸部とは無関係」という結論を得ていた．複数回にわたる頭部 MRI は正常．しかし，某カイロプラクティクで環椎軸椎関節の左側に癒着ありといわれたという．持参の頭部と頸部の MRA では右椎骨動脈がかなり細く，著明に蛇行しており（図 52 細矢印），左椎骨動脈 dominant（優位）であることが判明した（図 52 太矢印）．

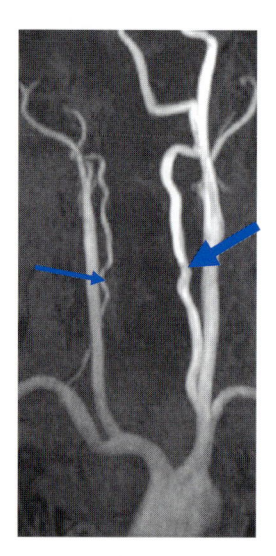

図 52　頸部単純 MRA

解説:

①自覚症状から判断するに，上下左右のめまい感は中脳や小脳の障害に起因する仮性ダンディ症候（症例 26 参照）が考えられる．狙ったキーボードのところに左手がスムーズにいきにくいという症状は小脳の抑制機能の微妙な障害を示唆している．

②階段の昇降時「下りる方がつらい」という症状は主に小脳，それ以外に脳幹，確率は低いが両側内耳の障害を考える（文献 1）p.99 参照）．

③頭部と頸部 MRA の所見と現症との関連性に着目する．

「この程度の椎骨動脈径の左右差は時々みられる所見」と考えると，本症例の症状の説明が付きにくくなる．無論，椎骨動脈径の左右差だけでは潜在的な循環不全のみで，めまいを発症するまでには至らない．

④ベースに糖尿病があり，日常生活上，たばこ 40 本/日，焼酎を連日（→動脈硬化，特にたばこは血管収縮も起こしやすい）たしなむという．

職歴でパソコンを 7～8 時間/日（→うつむき姿勢で目の疲れや肩こりに繋がる）連続的に操作し，過去に視野の一部にまだら模様が出たことがあるという．この症状は一般的に片頭痛の前兆のことが多いが，以前から前兆を伴う片頭痛の既往もあり，このたびもこの症状が出たという．この一時的な視野の異常は後頭葉の虚血を意味し，椎骨脳底動脈領域の血行不全を示唆する．さらには頸椎椎間板ヘルニアから生じた，首すじから肩にかけて首が回らないほどの強い痛みがあり，指圧，マッサージでやっと軽くなったという既往もある．整形外科では，過去に頸椎症の症状があったが，今は症状がないので「現在のめまいとは無関係」としているが，**頸椎症は無視できない重要な既往歴である**．本症例は特に頭部の前屈と後屈時にぐらぐらする感じが増強すると話していたので，こうした自覚症状からも頸部，環椎軸椎関節周辺に一因があるのではないかと予想された．

⑤血管造影は行っていないが，右内頸動脈の狭窄も指摘されたことがある．このことは内頸動脈領域からの代償がスムーズに行きにくくなっていることを示唆する．

⑥動脈硬化をはじめとした糖尿病による血管病変が基盤にあり，それに首から肩にかけての「こり」の症状や既往歴は，椎骨動脈周囲の頸部筋群の緊張，交感神経叢の過緊張に繋がりやすく，こうした要因が右椎骨動脈の潜在的循環不全を助長し，さらに健側の左椎骨動脈の攣縮も含めた循環障害を生じ，ぐらぐらするめまい，そして他の合併症状を何度も繰り返し起こしたと推測された．

直近の頭部 MRI を某神経内科で再度見なおしてもらったところ，生活習慣による小脳皮質の軽度萎縮を指摘され，微妙な小脳失調ありとの結論であった．仮性ダンディ症候もそれにより起こり得るし，いずれにせよ椎骨脳底動脈循環不全がベースにあるので，脳循環改善剤で経過観察中である．さらに最近は鍼治療も受け，眼の動きも楽になってきたとのことである．

眼振所見：頭位眼振検査にて方向交代性上向性（純）水平性眼振，頭位変換眼振検査では懸垂頭位で右向きの回旋成分の強い水平性眼振に混じって，**下眼瞼向き垂直性眼振が認められた**．この所見は脳幹または小脳の障害を示唆する．椎骨脳底動脈循環不全の症状を理解して，眼振所見と頸椎症の既往を考慮すれば，**頸椎症を背景とした椎骨脳底動脈循環不全と診断できる**．

```
[右椎骨動脈が細く左椎骨動脈がdominantである] ⇒ [潜在性の血行不全]

[糖尿病 たばこ アルコール] ⇒ [動脈硬化の進展] ⇒   ⇐ [頸椎椎間板ヘルニアの既往 環椎軸椎関節の異常？]
                                        ⇓
                              [椎骨脳底動脈循環不全]
```

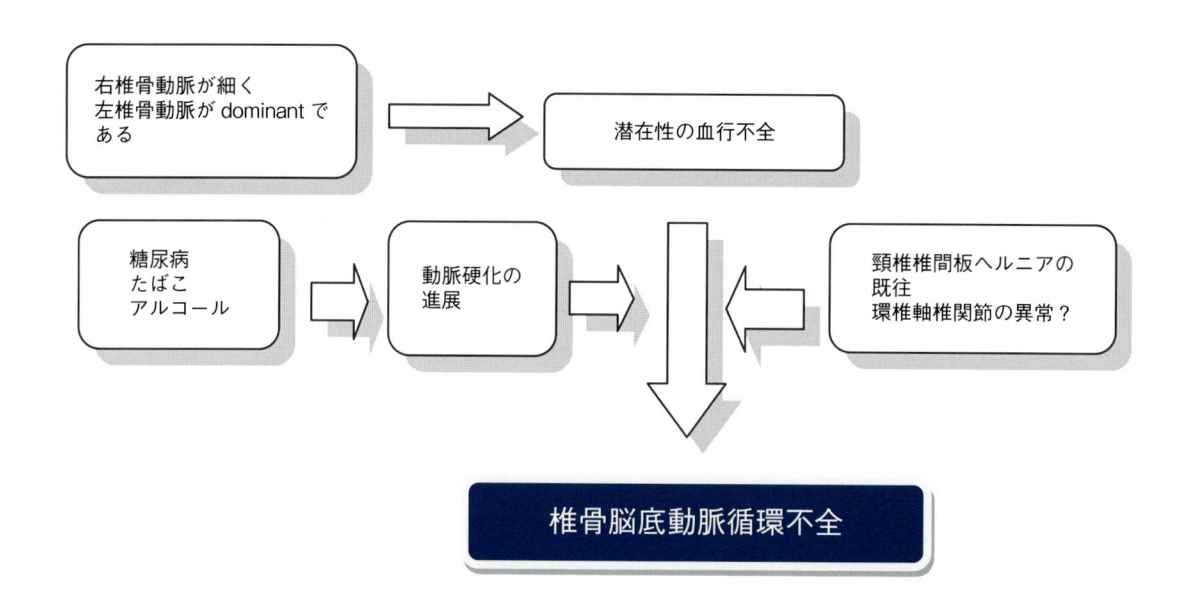

今になってはもう聞けない（3）

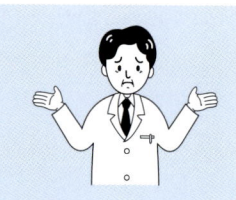

Bow hunter's stroke（Bow hunter 症候群）

　1978年 Sorensen はアーチェリー練習中に激しい回転性めまいを発症した脳幹梗塞が疑われた1例を報告した．その発症機序として，ハンターが弓に矢をつがえて標的を狙うとき，右利きの人では頭部を左に急速に回転させるが，このときの頭部の急激な回転運動によって，椎骨動脈の内腔狭窄または閉塞が生じるためとした．両側の椎骨動脈造影を施行し，頸部の脳血管撮影で右椎骨動脈の環椎軸椎関節部の血管攣縮を確認し，Bow hunter's stroke と命名した．

　しかし，Sorensen が報告する以前に，様々な頭位変換運動により環椎軸椎関節部での椎骨動脈の狭窄または閉塞が生じ，脳梗塞を発症することがすでに知られていた．

　頭部の回転はめまいを誘発することや，CT，MRI を用いて環椎軸椎関節の異常を，脳血管撮影で椎骨動脈に狭窄，閉塞等を確認できれば本疾患と診断される．

（松永　喬，山中敏影：Equilibrium Res Suppl 13, p. 13, 1998.）
（Sorensen BF：Bow hunter's stroke. Neurosurgery 2, 259-261, 1978）

第5章

中枢性めまい（2）

―主に中枢性発作性頭位眩暈（狭義）について―

> 　頭位変換時にめまいがして，方向交代性眼振があり，良性発作性頭位眩暈のような所見であっても，眼振のみでは評価できないという報告も多い．
> 　良性発作性頭位眩暈と診断される中に危ないめまいが潜んでいることがある．「よく見かけるめまい」と安心はできない．
> 　良性発作性頭位眩暈と即断せず，脳と頸部を含めた血管もしらべておくことが重要．
> 　眼振だけでは鑑別できない「良性発作性頭位眩暈」と「悪性発作性頭位眩暈」の間に位置する「中枢性発作性頭位眩暈（狭義）」もある．

症例 34.
黒内障, 脳梗塞の既往のあるぐらっとするめまい

年齢/性別：75歳, 男性

既往歴：35年前から高血圧, 高脂血症にて降圧剤を服用中. 20年前, 左黒内障. その後, 後頭葉に脳梗塞を生じ抗血小板薬を服用中.

現症/検査所見：頭が後方に引かれる感じを主訴に初診. 階段を下りる時が怖いし, 最近左上肢のしびれも自覚するとのことで受診. 頭部を上下に向けた時にぐらっとするし, 頭が後ろへ引かれる感じもする. 頸部MRAと頸部CTAで左椎骨動脈が起始部で強く蛇行している所見が確認され（図53矢印, 図54矢印）, 椎骨脳底動脈系の循環障害が考えられた. 過去に後頭葉に梗塞を起こしていることから, 少なくとも椎骨脳底動脈系の循環障害は以前からあると思われた.

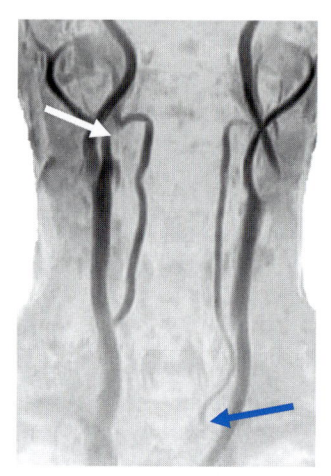

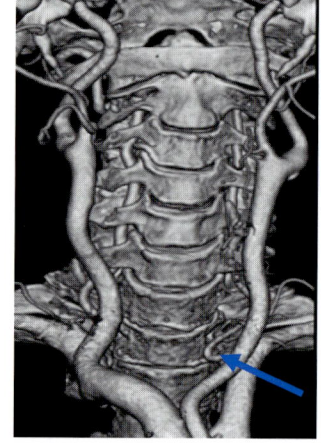

図53 頸部単純MRA　　図54 頸部CTA

眼眼振以外の見落としを防ぐためのキーポイント：
「頭が後ろへ引かれる感じ」という自覚症状は中枢性めまいを示唆し, 椎骨脳底動脈循環不全を疑う. さらに「階段を下りる時が怖い」という症状は, 主に小脳, それ以外に脳幹, 確率は低いが両側内耳の障害を疑う必要がある[1].

眼振所見：頭位眼振検査では, 仰臥位正面で下眼瞼向き垂直性眼振, 方向交代性下向性水平性眼振が認められ, 頭位変換眼振検査懸垂頭位にて一部斜行性眼振もみられた. 垂直性眼振, 斜行性眼振は中枢性を示唆する所見である. 以上の眼振所見と画像所見から, 椎骨脳底動脈循環不全を基盤にした中枢性発作性頭位眩暈（狭義）と考えられた. このため, 頭部の屈曲, 過伸展時にめまいを起こしたと判断された. 本症例でも, **水平性眼振はまず中枢性を考慮することである.**

【自発眼振検査】

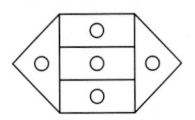

○
○ ○ ○
○

〔フレンツェル眼鏡下〕

【頭位眼振検査】　　　【頭位変換眼振検査】

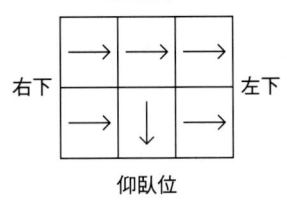

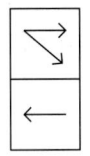

懸垂頭位　　　　　　　懸垂頭位

→	→	→
→	↓	→

右下　　　　　左下

↗
←

仰臥位　　　　　　　　坐位

症　例　85

症例 35.
一見良性発作性頭位眩暈（後半規管型），しかし MRA で強い脳動脈硬化と内頸動脈瘤が発見された高齢女性

年齢/性別：81歳，女性
既往歴：他院の内科に高血圧と強皮症にて通院中．数年前に左眼底出血の既往あり．
現症/検査所見：回転性めまいが右下と左下頭位で数分程度続くとのことで受診．眼振は良性発作性頭位眩暈（後半規管型）と区別できない所見であった．頭部 MRI では両大脳白質に斑状，点状の高信号がみられ，虚血とラクナ梗塞が混在している所見であった（図55）．頭部 MRA で左内頸動脈の外側に 3 mm の小さな動脈瘤が認められた（図56，図57 矢印）．さらに，頭部 MRA にて右椎骨動脈が数珠状で（図58 矢印），強い動脈硬化が観察され，診断は中枢性発作性頭位眩暈（狭義）と考えられた．

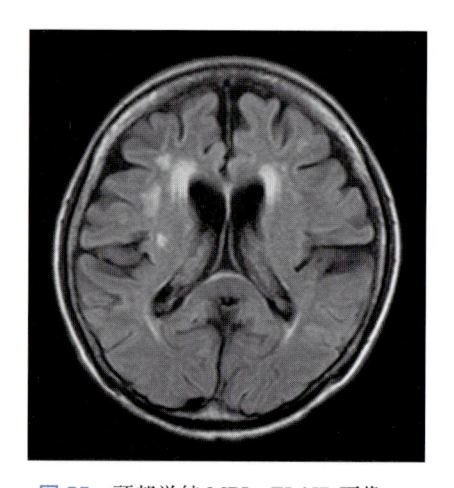

図55 頭部単純 MRI，FLAIR 画像

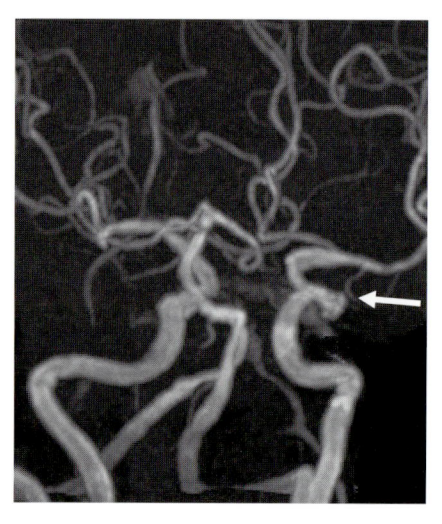

図56 頭部単純 MRA　　図57 頭部単純 MRA

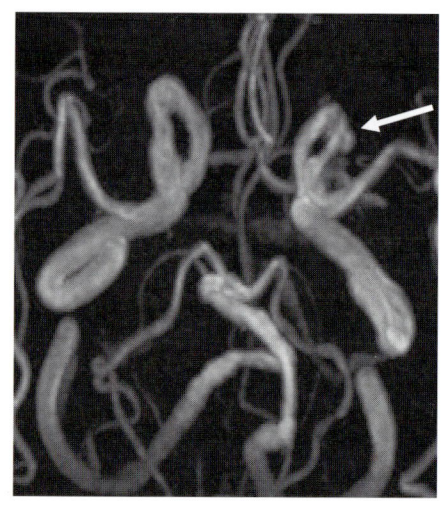

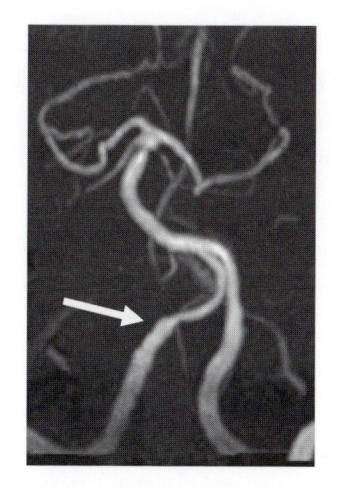

図58 頭部単純MRA

眼振以外の見落としを防ぐためのキーポイント：
①近年,「高齢者の良性発作性頭位眩暈が多い」との見解が,成書や講演を通して盛んにいわれている.しかし,典型的な良性発作性頭位眩暈の眼振所見を呈していても頸動脈系の異常も含め,椎骨脳底動脈系の異常が見つかることが往々にしてある.油断はできないのである.
②高齢者はよほど自信がない限り,MRAを含む画像診断を考慮した方がよい.当初から内耳に起因する「良性発作性頭位眩暈」の先入観があると,「画像診断は必要ない」ということになり,こうしたケースが見落とされることになる.

眼振所見：頭位・頭位変換眼振検査で懸垂頭位にて著明な(純)回旋性眼振を認めた.坐位でも方向の逆転する(純)回旋性眼振がみられた.減衰現象,潜伏時間も確実に存在しており,この所見は良性発作性頭位眩暈(後半規管型)の典型例と区別は困難であった.このタイプの眼振が観察されればMRIは必要ないという見解もあるが[28],第一線においては,このような症例も日常臨床上存在するので要注意である.

【参考】
　一見典型的な良性発作性頭位眩暈の症例(後半規管型)は他にも4例あり.
◆　本書,症例40の中の症例④と症例42を参照.
◆　後半規管型の良性発作性頭位眩暈の眼振所見で頭部MRIにて7.4mm大の右中大脳動脈瘤が見つかった70歳女性の症例[1].
◆　慢性呼吸不全で経過観察中の76歳の男性がめまいで来院し,後半規管型の良性発作性頭位眩暈の眼振所見が観察された.このケースは頭部MRIで橋に虚血性変化が認められ,両椎骨動脈の屈曲と脳底動脈の蛇行がみられた[1].
いずれも診断は中枢性発作性頭位眩暈(狭義)である.

【注意】
　症例35と,上記「参考」に取り上げた合併症を抱える高齢の4症例に対し,良性発作性頭位眩暈の診断の下にEpley法を施行するかどうかは,リスクについて熟慮してからの方がよいと思われる.

症例 36.
左椎骨動脈が起始部で強く屈曲していた中枢性発作性頭位眩暈（狭義）

年齢/性別：71歳，男性

現症/検査所見：頭位変換時の回転性めまいで受診．階段を下りるとき手すりにつかまらないと怖いと話していた．耳鳴，難聴，頭痛なし．眼振は方向交代性眼振がみられ，良性発作性頭位眩暈と酷似した所見が認められた．頭部 MRI は異常なし．頭部 MRA で右椎骨動脈が描出不良で脳底動脈が蛇行．頸部 MRA では，右椎骨動脈が対側に比べ細く，蛇行しており（図 59 細矢印），**左椎骨動脈起始部にも著明な屈曲が認められた**（図 59 太矢印）．頸動脈エコーで右頸動脈洞に高輝度プラークがあり，狭窄率 38％であった．兄弟に複数の脊髄小脳変性症の人がいるとのこと．

考察：本症例は，MRA や頸動脈エコーの所見を勘案すると，内耳に起因する良性発作性頭位眩暈よりむしろ動脈硬化による椎骨脳底動脈循環不全を背景にした中枢性発作性頭位眩暈（狭義）が考えられた（椎骨脳底動脈系の屈曲，蛇行だけではめまいを生じないが，これに急な頭位変換や肩こりなどの複数の因子が重なると，めまいを起こすことになる）．

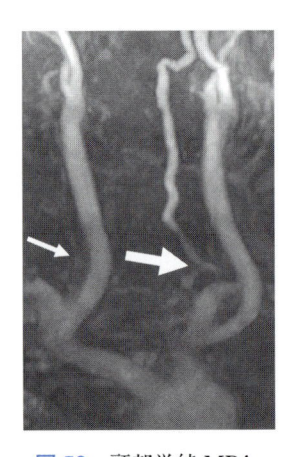

図 59　頸部単純 MRA

眼振以外の見落としを防ぐためのキーポイント：
「階段を下りるときが怖い」という症状は，まれに両側内耳の機能障害のこともあるが，まず中枢，つまり主に小脳，それ以外に脳幹の障害を疑う[1]．

眼振所見：頭位眼振検査で方向交代性下向性回旋性眼振，頭位変換眼振検査にて坐位と懸垂頭位で方向の逆転する回旋性眼振を認めた．減衰現象，潜伏時間は明確でなかったので，良性発作性頭位眩暈より中枢性発作性頭位眩暈（狭義）の方が考えられた．

臨床経過：抗めまい薬投与により回転性めまいは消失したが，その後ぐらぐらするめまい感が残存していた．その間に胃癌が発見され，最近 3 cm 大にまで増大したとのことで大学病院にて胃全摘出．結局 2 カ所の癌が見つかった．ところが手術後はその残っていたぐらぐらする感じがすっかり消えたという．推論だが，最初の頃の回旋性眼振が消えた後，傍腫瘍性神経症候群の一つである眼球クローヌス（opsoclonus）が残存していたのかも知れない．それが胃癌の手術後に改善した可能性がある．

症例 37.
左椎骨動脈起始部でループ形成が認められた中枢性発作性頭位眩暈（狭義）

年齢/性別：67歳，男性
現症/検査所見：糖尿病で内科にて経過観察中，回転性めまいで受診．耳鳴，難聴なし．めまいを起こす直前は，新しく老人施設を建設中で，**かなり多忙で肩こりも強かった**．良性発作性頭位眩暈と区別できない眼振所見であったが，頭部 MRI で大脳白質に複数の虚血が認められ，頸部 MRA にて，動脈硬化によると思われる左椎骨動脈起始部でのループ形成が確認された（図 60 矢印）．
診断：めまいの原因を内耳に求めるよりはむしろ，この所見に頸部筋の緊張が加われば，頸部筋群の圧排による椎骨動脈の循環障害が生じうるので，それを背景とした中枢性発作性頭位眩暈（狭義）と診断した．

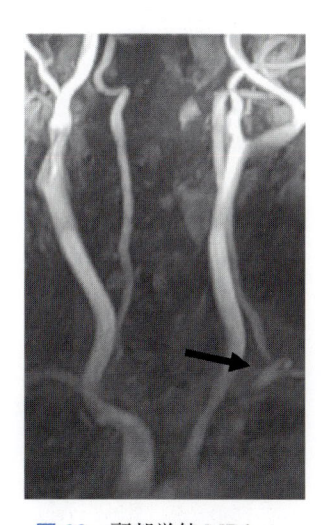

図 60 頸部単純 MRA

眼振以外の見落としを防ぐためのキーポイント：
糖尿病患者が回転性めまいで受診した場合，内耳病変によるめまいより，血管病変によるめまいを先行させた方が見落としを回避することができ，無難である．

眼振所見：頭位眼振検査で，方向交代性下向性回旋性眼振，特に左下頭位で中打性（純）回旋性眼振が認められた．潜伏時間と減衰（疲労）現象は確実にみられた．自覚症状と眼振所見から判断すれば，良性発作性頭位眩暈という診断で，「このめまいはよくみかける内耳に起因するめまいですので，ご心配なく」ということで終わってしまう．
　頸部 MRA については，下は起始部から描出しないと，椎骨動脈起始部のループ形成や屈曲，蛇行などが見過ごされてしまう．

症例 38.
頸椎変形をベースに中枢性発作性頭位眩暈（狭義）を起こし，境界型糖尿病が発見された高齢男性

年齢/性別：76 歳，男性

現症/検査所見：朝，突然回転性めまいあり．嘔気，嘔吐，下痢を伴ったが，頭痛なし．以前より高脂血症，変形性頸椎症を指摘されている．眼振からは方向交代性眼振が認められ，良性発作性頭位眩暈を疑わしめる所見であった．頭部 MRI では異常なく，頸部 MRA にて両椎骨動脈の蛇行が著明で（図 61 矢印），特に右椎骨動脈起始部が描出不良で狭窄がみられた（図 62 太矢印）．左椎骨動脈の起始部も蛇行が観察された（図 62 細矢印）．これらの椎骨動脈の所見だけではめまいとはならないものの，それに頸椎症から来る，頸部筋群の緊張が加われば，椎骨脳底動脈系の循環不全を容易に起こしやすいことが理解される．

　初診時の検査で糖尿病が疑われたため，75 gGTT を施行．**境界型糖尿病**が発見された．糖尿病や境界型糖尿病の患者は，頸動脈洞や椎骨動脈起始部で動脈硬化病変を起こしやすいことがすでに知られている．さらに腹部エコーにて脂肪肝の存在も確認された．

図 61　頸部単純 MRA　　図 62　頸部単純 MRA

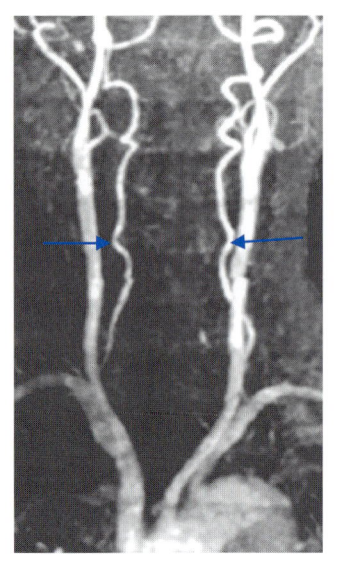

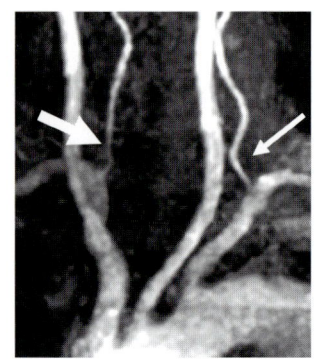

眼振以外の見落としを防ぐためのキーポイント：
高脂血症と変形性頸椎症がある場合，無論頸椎の変形のみではめまいに繋がらないが，眼振で良性発作性頭位眩暈と酷似した所見が認められても，頸椎異常がベースになって，これに動脈硬化や頸部筋群の緊張等が上乗せされた結果，めまいが起きたということが考えられる．

眼振所見：頭位・頭位変換眼振検査で，眼振は方向交代性下向性水平性眼振が認められ，減衰現象，潜伏時間は短いが観察された．この所見は中枢性発作性頭位眩暈（狭義）と考えられ，良性発作性頭位眩暈（水平《外側》半規管型）ではないと判断した．

【参考】
79歳，女性．糖尿病，高血圧にて治療中．眼底出血の既往あり．頭位変換時の回転性めまいで初診．某耳鼻咽喉科で良性発作性頭位眩暈とのことで末梢（内耳）性を考慮した抗めまい薬を投薬中．頭部MRIは問題なく，頸部MRAにて両椎骨動脈の屈曲，蛇行が認められた．眼振は方向交代性上向性（純）水平性眼振が観察された．

　糖尿病，高血圧がある患者は「脳血管障害予備軍」ともいわれており，末梢（内耳）性めまいを先に考えない方が得策である．方向交代性上向性（純）水平性眼振は末梢（内耳）性でもみられるといわれているが，やはり中枢性を考慮した方がよい．診断は中枢性発作性頭位眩暈（狭義）とし，内耳循環改善剤とVitB12の従前薬に脳循環改善剤を加えてからめまいは完全に消失した．内耳血流の改善薬に脳循環改善剤を併用するとめまいが消失することはよくある．

症例39.
内服薬に加え，枕を低くし，マッサージ療法を行うことによりめまいが消失した中枢性発作性頭位眩暈（狭義）

年齢/性別：55歳，男性

現症/検査所見：上と下を向く時，数秒間回転性めまいがすると受診．某耳鼻咽喉科で良性発作性頭位眩暈（水平《外側》半規管型）の診断の下，理学療法（浮遊耳石置換法）を施行されたが，めまいが強くなってしまったという．以来後頭部のもやもやする感じが続くとのことで来院．机上の仕事で，パソコンを長時間扱うので肩こりが強いという．眼振は，方向交代性の眼振が認められ，一見良性発作性頭位眩暈であった．頭部MRAにて右椎骨動脈の屈曲がみられた（図63 矢印）．頸部MRAでは特に問題なし（図64 矢印）．椎骨動脈の屈曲のみではめまいは生じないが，**本人が気付かないような潜在的，微妙な椎骨脳底動脈系の循環不全がベースにあることが予想される**．さらに，肩こり，首すじのこりのような，強い頸部筋群の緊張が**潜在的，微妙な椎骨脳底動脈系の循環不全状態に上乗せ**され，筋による圧排や椎骨動脈周囲の交感神経の亢奮から生じる血管収縮を起こし，顕性の椎骨脳底動脈循環不全を起こし，中枢性発作性頭位眩暈（狭義）となったことが考えられた．

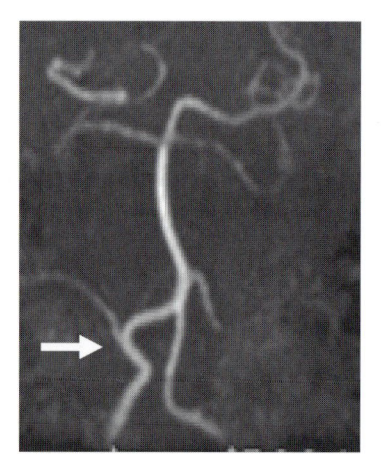

図63 頭部単純MRA　　図64 頸部単純MRA

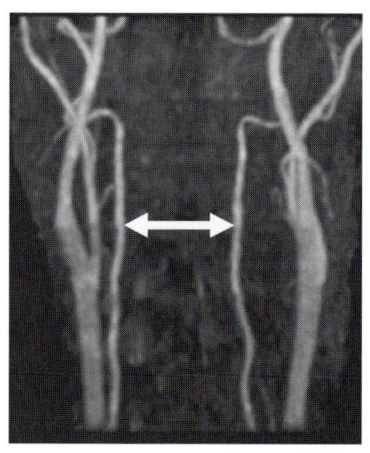

治療：メリスロン®，サアミオン®，テルネリン®の3剤で内服治療を行い，めまいはある程度はよくなったが，今一つ取れないし，肩こり，首すじのこりもよくならないということであった．そこで，「枕が高い」ということを聞き，低くすることをアドバイスし，整体，マッサージを指示したところ，頸部の凝りとめまいは同時に完全消失した．

この症例で学ぶポイント：
①肩こり，首すじのこりとめまいは密接に関連する．本症例のめまいの原因が，もし水平（外側）半規管を浮遊する耳石説に基づく「良性発作性頭位眩暈」であるなら，そして首すじのこりや肩こりがまったくめまいと無関係だとしたら，整体によりこれらの「こり」がすっかり消失しても，めまいは改善しないはずである．

②長時間のパソコン操作とうつむき姿勢．パソコンを長時間扱う仕事はうつむき姿勢で行うため頸部に負担がかかりやすい．最近，肩こりや後頸部のこりに関連する頭痛，めまいを起こす人が着実に増えている．これらの患者は，自覚的には上を向いたり（頸部過伸展），下を向いたりしたときのめまいを訴え，眼振は，多くは方向交代性眼振（水平性もしくは回旋成分の強い水平性）で，潜伏時間も減衰現象もしっかり存在することが多い．**専門家でも良性発作性頭位眩暈の眼振と区別のつきにくい所見を示す**．

③**「外来で診るめまいは 50％近くが良性発作性頭位眩暈とみてよい」といわれているが………？** 眼振所見に固執すれば，こうした患者は「**良性発作性頭位眩暈**」の診断がつく可能性が強い．しかし，患者の肩こりや頸部のこりなども視野に入れ，**頸椎 X-ray を撮る**と，多かれ少なかれ変形が認められたり，後彎やストレートネックが観察される．このようなケースは椎骨脳底動脈循環不全を介した「**中枢性発作性頭位眩暈（狭義）**」が考えられ，内耳に起因する「**良性発作性頭位眩暈**」とは言い難い．

④**ヒトの体は密接に連絡網で繋がっているということを忘れない**．最近はめまい診療に際し，眼振所見だけが独り歩きしてしまい，「ヒトの体の神経や血管には繋がりがある」という生理学的，解剖学的な事実が置き去りにされているような気がしてならない．めまい以外に肩や首すじの「こり」のような頸部症状を訴える患者は多い．あるいは問診，診察しないと本人も気付いていないような，他覚的に判明する肩こり，首すじの「こり」，さらに高齢者では，**猫背や強い後彎（円背）**のような「**姿勢**」などが「めまいとは関連性なし」としてほとんど関心が払われていないのは残念なことである．「首の付け根を押すとめまいがします」という頸部が強く凝っていた良性発作性頭位眩暈と酷似した眼振所見のケースを著者は複数経験している．

⑤**自分の病気について深く探求している患者の納得を得るには**．自身の病気について，本を積み上げて読んでいたり，インターネットで文献を詳細に調べたりしている患者の納得を得るには，「**病変は内耳**」という理論に固執せず広い視点で診察することが望ましい．

⑥頸性めまいの診断基準は，未だあいまいさを残すが，めまいにプラスして，頸部の圧痛を重視すれば，本症例は広い意味での「**頸性めまい**」の診断が付くかも知れない．

眼振所見：頭位眼振検査にて方向交代性下向性水平性眼振が，頭位変換眼振検査で懸垂頭位と坐位で方向の逆転する水平性眼振も認められ，良性発作性頭位眩暈（水平《外側》半規管型）と酷似した所見であった．

症例 40.
問診で判明した眼前暗黒，意識消失を伴ったぐらぐらするめまい

年齢/性別：60 歳，女性
現症/検査所見：ぐらぐらするめまいで初診．問診にて眼前暗黒，短時間の意識消失ありとのこと．昼は会社勤務，自宅で食品店経営．義母の介護も行っており，かなり過労状態であった．眼振は回旋成分の強い方向交代性下向性水平性眼振がみられ，良性発作性頭位眩暈と酷似，頸部 MRA で両椎骨動脈の著明な屈曲，蛇行を認め（図 65，図 66 矢印），椎骨脳底動脈循環不全を背景とした中枢性発作性頭位眩暈（狭義）と診断した．眼前暗黒と意識消失は丁寧な問診の結果判明した．

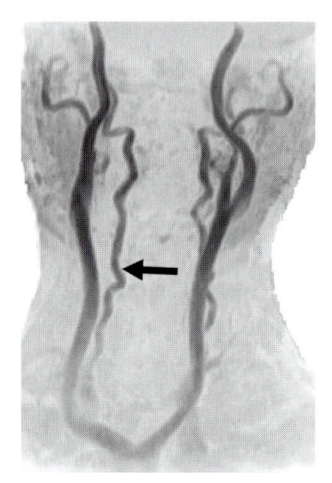

図 65　頸部単純 MRA　　図 66　頸部単純 MRA

眼振以外の見落としを防ぐためのキーポイント：
眼前暗黒，意識消失があれば，良性発作性頭位眩暈ではない！！ここで注意すべき点は，最初から内耳性の良性発作性頭位眩暈と思い込んでしまうと，たとえ患者が眼前暗黒や短時間の意識消失を話したとしても「たまたま合併したのでしょう」と見過ごされてしまうということにある．

この症例から学ぶポイント：
眼前暗黒という症候は，最初に述べたごとく（第 2 章　ステップ 2：医療面接（いわゆる問診），⑤）椎骨脳底動脈系の最終的な部位である後頭葉の虚血で起こるので，**脳梗塞の前兆**になりうる重要な症状である．

眼前暗黒を伴った中枢性発作性頭位眩暈（狭義）もう1例

症例：57歳，女性

トイレに行き，便器に座ったとたんぐらぐらするめまいと共に眼前暗黒が起こった．意識消失までは至らなかったが，その一歩手前のような感じになったという．眼振所見は良性発作性頭位眩暈のような方向交代性下向性回旋性眼振で潜伏時間，減衰現象を認めた．

高齢者の「典型的な良性発作性頭位眩暈」とされそうな5症例の頸部MRA

症例①：78歳，女性

早朝トイレに行こうとして頭がふらふらしたという症状にて受診．

　眼振は頭位眼振検査にて右下頭位と仰臥位で下向性の（純）回旋性中打性眼振が認められ，頭位変換眼振検査では懸垂頭位と坐位で方向の逆転する（純）回旋性中打性眼振がみられた．

　頸部MRAにて，両側椎骨動脈の著明な屈曲（図67太矢印），蛇行（図67細矢印）がみられ，潜在性の椎骨脳底動脈領域の血行不全をベースに，円背と強い肩こりの因子が上乗せされて椎骨脳底動脈循環不全を背景とした中枢性発作性頭位眩暈（狭義）を起こしたと判断された．

症例②：85歳，女性

高血圧にて経過観察中，頭の位置を変えた時のふらーとするめまいで受診．頭位眼振検査にて右下頭位で下向性の中打性の（純）回旋性眼振が認められ，頭位変換眼振検査では懸垂頭位と坐位で方向の逆転する回旋性眼振がみられた．潜伏時間，減衰現象を伴い良性発作性頭位眩暈と区別の付きにくい所見であった．

頸部MRAにて右椎骨動脈の描出不良（図68細矢印），左椎骨動脈の強い屈曲（図68太矢印）が観察されたこと，さらに肩こりも強く，これらの因子が重なることによる中枢性発作性頭位眩暈（狭義）と考えられた．

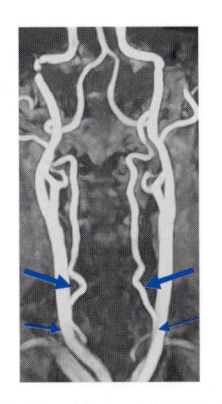

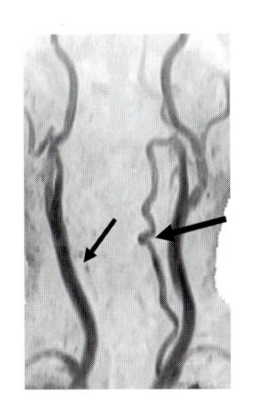

図67　頸部単純MRA　　図68　頸部単純MRA

症例③：78歳，男性

高脂血症にて治療中．頭位変換時の回転性めまいを主訴に受診．頭位眼振検査にて左下頭位で下向性の中打性の（純）回旋性眼振が認められ，頭位変換眼振検査では懸垂頭位と坐位で方向の逆転する眼振がみられた．特に坐位にした時には中打性の（純）回旋性眼振が観察された．潜伏時間は認められず，減衰現象を伴い良性発作性頭位眩暈と区別の付きにくい所見あり．

治療：メリスロン®（6 mg）6錠/日，と脳循環改善剤の内服によりめまいは3日目には完全に消失し

た．頸部 MRA では右椎骨動脈が起始部付近で描出不良（図 69 矢印），左椎骨動脈の起始部付近での屈曲，蛇行も観察された（図 70 矢印）．

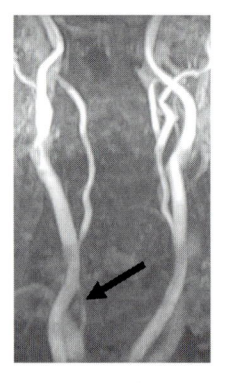

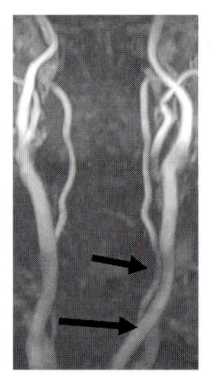

図 69　頸部単純 MRA　　図 70　頸部単純 MRA

症例④：84 歳，男性

他医にて高血圧で治療中であったが，頭位変換時のぐらぐら感で紹介受診．頭位眼振検査にて仰臥位と懸垂頭位で中等度の（純）回旋性眼振，頭位変換眼振検査で懸垂頭位と坐位で方向の逆転する（純）回旋性眼振を認めた．この所見からは典型的な良性発作性頭位眩暈（後半規管型）と診断されてしまうような鑑別困難な所見であった．

しかし，頸部 MRA では右椎骨動脈の起始部での蛇行が著明で（図 71 太矢印），左椎骨動脈の強いねじれ（kink）も観察された（図 71 細矢印）．

鑑別診断：この頸部 MRA 所見から良性発作性頭位眩暈でなく，椎骨脳底動脈循環不全を背景とした中枢性発作性頭位眩暈（狭義）と診断した．

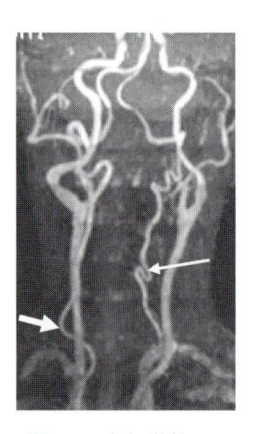

図 71　頸部単純 MRA

治療：メリスロン®（6 mg）6 錠，セファドール®3 錠/日で 1 週間後にはめまいも眼振も完全に消失した．良性発作性頭位眩暈（後半規管型）は，そのほとんどが内耳後半規管のクプラに付着してクプラの偏位を引き起こすか，あるいは後半規管内を浮遊する耳石塊が移動してクプラの偏位を生じさせるのが眼振，めまいの原因とされ，高齢者に本症例のような眼振所見がみられると，即「高齢者の典

型的な良性発作性頭位眩暈」と診断される傾向がある．後半規管型の良性発作性頭位眩暈を考慮する眼振がみられれば，原因は内耳でほぼ決定的かというと，本症例以外にも症例35と，その中で参考に取り上げた4症例のようなケースが存在する．このように椎骨動脈に所見を有するケースは頸部MRAを用いないとチェックできない．

　最近，テレビや内科医向けの講演会において，（純）回旋性眼振の動画が公開され，「典型的な眼振所見」として開示されている．臨床医に対する再教育は必須であり，積極的に推進していただきたいが，**本症例のように，椎骨動脈に著明なねじれ（kink）がみられる症例に浮遊耳石置換法を繰り返し行った場合，脳梗塞のような最悪の事態を招きかねないということを危惧している**．

症例⑤：63歳，男性

めまいを専門とする某医院で「50％は良性発作性頭位眩暈でしょう」といわれ，メリスロン®（6 mg）6錠/日のみ内服していたが，ふわふわするめまい感が持続するとのことで受診．眼振所見は，確かに頭位眼振検査で方向交代性下向性水平性眼振，頭位変換眼振検査にて方向の逆転する水平性眼振が認められ，水平（外側）半規管型の良性発作性頭位眩暈と同様の所見であった．頭部MRIで大脳内に多数の虚血，頭部MRAでは左椎骨動脈の描出不良（図72），頸部MRAにて右椎骨動脈起始部付近の蛇行が著明．（図73 細矢印）左椎骨動脈がかなり細く，起始部で狭窄が疑われた．（図73 太矢印）これらの所見からは内耳に起因する良性発作性頭位眩暈ではなく，むしろ椎骨脳底動脈循環不全を基盤とした中枢性発作性頭位眩暈（狭義）が考えられた．

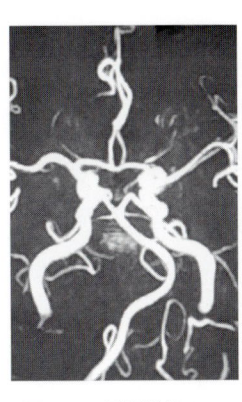

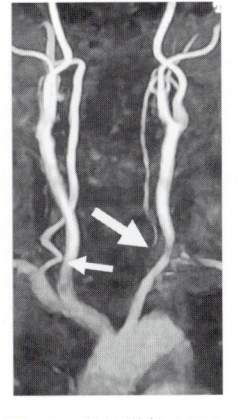

図72　頭部単純MRI　　図73　頸部単純MRA

治療：以前からのメリスロン®（6 mg）6錠/日にプラスして，セファドール®3錠と脳循環改善剤を追加することによりめまいの改善が得られた．

治療のコツ：中枢性めまいであっても，内耳血流障害も予想されるため，**内耳循環改善剤と脳循環改善剤を併用することによりめまいに好結果が得られやすい**．内耳循環改善剤単独，あるいは脳循環改善剤単剤使用のみではめまいが改善しないことがよくある[29]．

　上記①〜⑤の5症例で示した如く，眼振所見で一見典型的な良性発作性頭位眩暈のように見えても，頸部MRAまで撮らないと鑑別はなかなか困難である．

　眼振所見のみで早合点せず，事情が許せば頸部MRAも撮っておくことが重要と思われる[1]．

症例 41.
「良性発作性頭位眩暈」と診断されたが，めまいが続く40代男性

年齢/性別：42歳，男性

現症/検査所見：某総合病院神経内科で良性発作性頭位眩暈と診断されたが，めまいが改善せずとのことで来院．眼振は一見良性発作性頭位眩暈，頸部MRAにて右椎骨動脈に著明な屈曲を認めた（図74矢印）．本症例はプロの競輪選手で前傾姿勢を保ちながら頭部だけ上を向いて走行するという特殊な姿勢（懸垂頭位と同じ頭位）を取り，肩こりも強いとのこと．つまり緊張した頸部筋により動脈硬化で屈曲している椎骨動脈が圧排され，椎骨脳底動脈循環不全を起こし，これを背景とした中枢性発作性頭位眩暈（狭義）と考えられた．

治療：結局セロクラール®（20 mg）3錠/日とメリスロン®の併用，テルネリン®（1 mg）4錠/日の組み合わせでようやくめまいは消失した．このような症例は木目細やかな薬剤選択による治療が必要となってくる．それがテイラーメイド医療につながる．

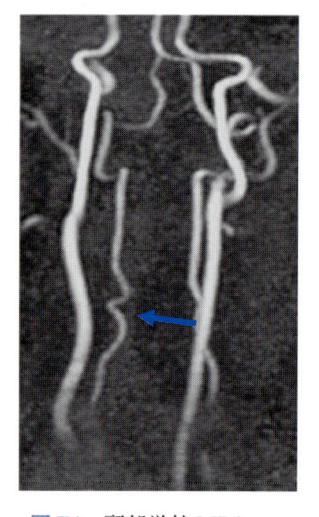

図74 頸部単純 MRA

基盤にある，屈曲した椎骨動脈（動脈硬化による）
（これだけではめまいは起こらない）

⇩

（本人も気付かない潜在的，微妙な）椎骨脳底動脈領域の血行障害

⇩

特殊な姿勢による頸部筋群の緊張が上乗せされ

⇩

椎骨脳底動脈循環不全（hemodynamic type）

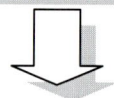

⇩

中枢性の発作性頭位眩暈（狭義）

眼振以外の見落としを防ぐためのキーポイント：

①病歴の詳細な聴取が重要．この症例は頸部MRAが診断の決め手になったのだが，問診による病歴の詳細な聴取つまり，職業を詳しく聞き出すことがカギとなる．眼振所見をみて「良性発作性頭位眩暈」と早急に診断しないことが肝要である．

プラスワン：8

職歴の聴取も忘れずに

　肩こりが強いので，テルネリン®（筋弛緩剤）を加えた処方でめまいがよくなったケースがある．
　1例を挙げると，Aさんは某大学病院耳鼻咽喉科で良性発作性頭位眩暈と診断され，2カ月間内耳血流改善薬とビタミンB_{12}の投薬を受けていたが，めまいが改善せず，時々嘔気もあるとのことで初診．眼振所見は良性発作性頭位眩暈と酷似していたが，事務仕事で，職業柄**パソコンを1日7～8時間扱う**ので，目が疲れるし肩も強く凝るとのこと．椎骨脳底動脈循環不全を背景とした，**中枢性発作性頭位眩暈（狭義）**と診断し，内耳血流改善剤，脳血流改善剤，テルネリン®，プリンペラン®とを織りまぜて内服してもらったところ，1週間後には嘔気，めまいが楽になり，2週間でめまいは完全に消失した．
　臨床においては当然のことであるが，適切な診断に到達するには，診察の基本となる職歴の聴取も重要である．仕事の内容とそれによる肩こりの有無を，しっかり聞き出さないと，めまいの改善につながらないことがある．

症例 42.
椎骨動脈起始部に著明な屈曲を認めた中枢性発作性頭位眩暈（狭義）

年齢/性別：71歳，女性
現症/検査所見：寝るときと右下頭位の回転性めまいを訴えて来院．眼振所見は，良性発作性頭位眩暈（後半規官型）と酷似していた．姿勢が悪く円背があり，頸椎 X-ray にて，後彎がみられ，このため肩こりも強い．頸部 MRA にて，右椎骨動脈が起始部でかなり細く（図75太矢印），左椎骨動脈の起始部が約90度屈曲しており（図75細矢印），この状況で頸部が伸展されるような，懸垂頭位をとれば椎骨動脈の一時的な血行障害を起こし，めまいを起こす可能性は十分あると思われた．
治療：カルナクリン®（50）3錠/日では効果なく，メリスロン®6錠/日投与に切り替え，めまいは数日で消失．

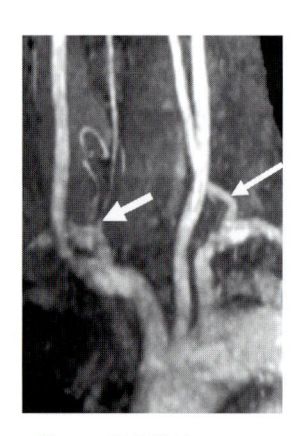

図75 頸部単純 MRA

眼振以外の見落としを防ぐためのキーポイント：
①円背，肩こり，高齢者がキーワード．眼振所見からは良性発作性頭位眩暈と鑑別困難であるが，円背のある高齢者はふだんから肩こり（頸部筋の緊張）が強いし，ベースに椎骨動脈部起始部の強い屈曲があるような人が，懸垂頭位を取れば，緊張した頸部筋による椎骨動脈の圧排から，椎骨脳底動脈系の循環障害を起こしうることは容易に想像できる．
②美容院での洗髪は要注意．かつて，「美容院で洗髪の際，女性客を仰臥位にすることが多いが，過伸展された頭の位置（懸垂頭位）で，緊張した頸部筋群により頸部血管が圧排され，脳梗塞を発症してしまう人が複数いたことが，美容師の話でわかった」という記事が某全国紙に掲載されたことがある．つまり肩こりの強い人では，軽ければめまいで済むし，場合によっては脳梗塞になりうると考えられる．

この症例から学ぶポイント：
頸部 MRA を撮る時は，椎骨動脈の起始部を含めて調べる必要がある．椎骨動脈起始部まで描出しておかないと，眼振所見により良性発作性頭位眩暈，内耳が原因という診断になりうる．
眼振所見：頭位眼振検査で，右下，左下頭位で下向性眼振がみられ，頭位変換眼振検査にて，懸垂頭位と座位で方向の逆転する純回旋性眼振が著明．減衰現象，潜伏時間も比較的長く，良性発作性頭位

眩暈（後半規官型）と酷似していた．

プラスワン：9
良性発作性頭位眩暈とよく似た所見の症例について—過去の報告を踏まえての一考察—

　1985年，朴沢はその著書の中で，次のように具体的に症例を掲げ，報告している．症例は50歳男性，首を左に回すとめまいが誘発されることで受診．頭位変換眼振検査で，首を左へ回した位置で坐位より懸垂頭位にした際，時計方向の回旋性眼振が認められた．再び坐位に戻した際，今度は反対方向に向かう回旋性眼振が観察された．この眼振は頭位変換を繰り返すことにより著明に減衰した．
　良性発作性頭位めまいを疑ったが，頸椎X線では，後頸部軟部組織の一部化骨と椎体辺縁の棘形成がみられ，頸椎前彎の減少と，くびれが認められた．椎骨動脈撮影では左椎骨動脈起始部にkink（ねじれ）を認めた．これらの検査所見から左椎骨動脈起始部のkinkがめまい発作の原因と考え，左椎骨動脈起始部周囲交感神経叢剥離術を施行した．手術時，左椎骨動脈が起始部より椎間孔に入るまでの長さが異常に長く（長大化），そのため自然屈曲の起こるのが観察されたので，血管をまっすぐ伸ばして固定し，起始部より約3cmにわたって周囲交感神経叢剥離を施行．術後はめまい発作と頭位変換眼振は消失したという．
　朴沢は，このめまいを「頸前庭性めまい」と名付け，良性発作性頭位眩暈と区別している．めまい発作は，両者とも末梢機能の一過性破綻によって生ずるものであり，めまいの性状および発現する眼振の性状はまったく区別しにくいと述べ，頸前庭性めまいでは手術療法や頸部牽引療法が著効を示すと記載している．
　一般臨床では良性発作性頭位めまいの中に，かなりこの頸前庭性めまいが取り込まれている可能性があり，両者の頻度は，良性発作性頭位眩暈より頸前庭性めまいの方が5倍多いとしている．
　以下は私見であるが，当時は，頭部を調べるにしても，CTが主体で，椎骨動脈を描出するには，血管造影で，患者に侵襲を与えるような検査であった．それゆえ，頻繁にそうした検査を施行することは困難であった．今ではMRAの登場で，造影剤なしに椎骨脳底動脈系を，患者に苦痛を与えることなく描出することが可能になった．
　2009年に発表された2005年時点の世界主要国のMRI普及率（人口100万人あたりの台数）をグラフでみると，日本が断然トップである．英国はさらに普及台数が少ない．この世界で恵まれた医療環境の中で，著者は，昭和63年から頸部単純X-ray，頭部MRI，平成8年からは頭部MRAと頸部MRAもめまい検査の中に組み入れ，めまいを訴えて受診したほぼ全例に，良性発作性頭位眩暈も含め，診断名にかかわらず施行して来た．
　血管を俯瞰的に観察した結果，方向交代性眼振がみられ，一見良性発作性頭位眩暈のようにみえた症例（中枢性発作性頭位眩暈《狭義》）で，約40％程度の確率で，椎骨動脈の起始部に屈曲，蛇行が認められた．
　椎骨動脈起始部は，内頸動脈分岐部と並んで**動脈硬化を起こしやすい**部位であることは周知の事実である．また症例により，頭部MRIで橋，あるいは小脳に高信号域や陳旧性の小梗塞が認められるケースが存在するし，心疾患が基盤にあり，椎骨脳底動脈系の循環不全を介して中枢性発作性頭位眩暈(狭義)を起こすこともある．こうした事実から判断して，責任病巣は末梢（内耳）よりむしろ，前庭小

脳，症例によっては橋にもあると考えられる．

　朴沢の提唱する，良性発作性頭位眩暈と区別が付かないような眼振所見を呈した「頸前庭性めまい」の症例については，椎骨動脈起始部の kink による椎骨脳底動脈系の血行障害が背景にあるので，画像の発達した現在の考え方からすると，頸部を基盤として椎骨脳底動脈系の循環不全を介しめまいが起こるという考え方は，著者の多数の MRA 所見（**椎骨動脈起始部から脳底動脈合流部まで描出**）が裏付けているように思える．重要なことは起始部から確実に描出しないと，同部の kink や著明な屈曲，ループ形成が証明できないということである．ここまで詳細に観察しておかないと，「末梢（内耳）が原因の良性発作性頭位眩暈」という判断になりうる．この意味で画像の発達していなかった時代に，この所見を報告した朴沢の業績は評価できるのではないかと考える．しかしながら，最終的な責任病巣については，朴沢の提唱する末梢（内耳）から一歩踏み込んで，むしろ前庭小脳や脳幹の前庭神経核にあると著者は推定している．

（朴沢二郎：頸前庭性めまいと良性発作性頭位めまい，p. 120-124，めまい診療と迷路病態，篠原出版，1985．）

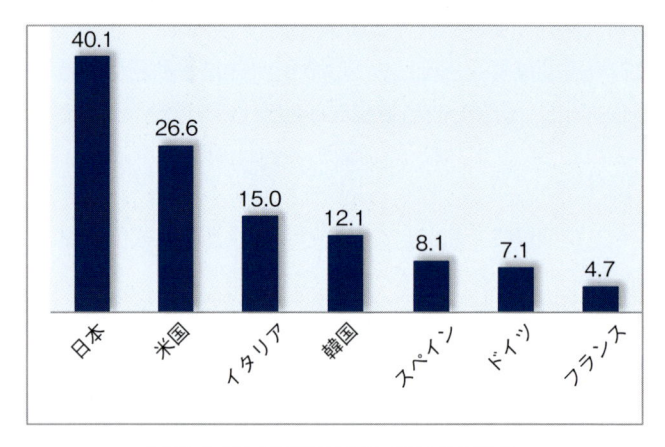

MRI の各国普及率/人口 100 万人当り
（2005 年 OECD 調査）（数字はインターネットから引用）

日本 40.1
米国 26.6
イタリア 15.0
韓国 12.1
スペイン 8.1
ドイツ 7.1
フランス 4.7

症例 43.
橋に高信号が認められた中枢性発作性頭位眩暈（狭義）

年齢/性別：71 歳，女性
既往歴：高血圧症と高脂血症にて内科外来に通院中．むち打ち症（2 回）の既往あり．
現症/検査所見：昼食後に 30 分程度の回転性めまい出現．肩こりが強く，右の首筋が痛く，首が固い．嘔気，嘔吐を伴う，特に嘔気が強く何回も嘔吐した．起立性低血圧あり．頭位眼振検査にて方向交代性眼振を認め，頭位変換眼振検査では方向の逆転する眼振がみられた．頸椎 X-P で，C3-4 の椎間孔の狭小を認めた．頭部 MRI にて，両橋に高信号域を認め（図 76 矢印），同部の虚血が証明された．頸部 MRA で，左椎骨動脈起始部付近に約 90 度の屈曲がみられた（図 77 矢印）．

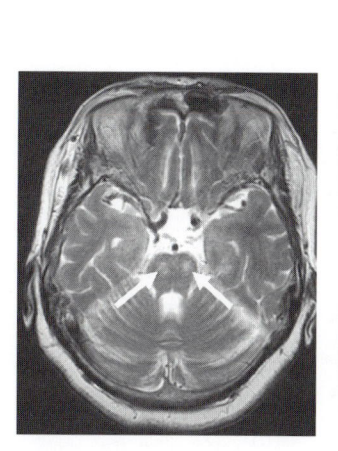

図 76 頸部単純 MRA 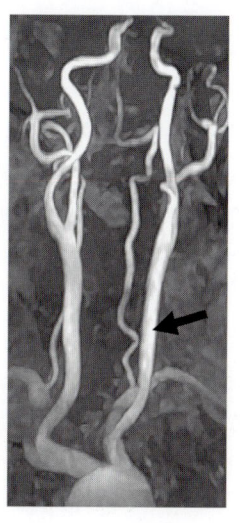　　図 77 頭部単純 MRI，T2 強調画像

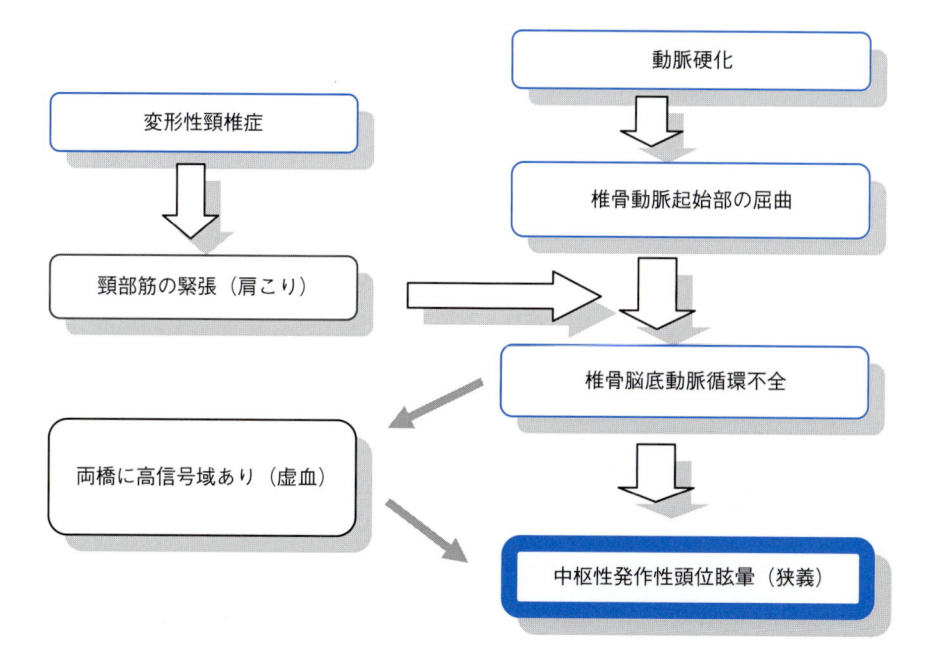

診断：図式に基づき，中枢性発作性頭位眩暈（狭義）となる．

眼振所見：
頭位眼振検査にて方向交代性下向性水平性眼振を認め，頭位変換眼振検査では坐位と懸垂頭位で，最初は坐位と懸垂頭位にて同一方向への水平性眼振があり，その後は座位と懸垂頭位で方向の逆転する眼振が確認された．これは良性発作性頭位眩暈ではみられない所見であり，自覚的にも嘔気，嘔吐が強いという症状から，中枢性発作性頭位眩暈（狭義）と考えられた．

診察室から：5

良性発作性頭位眩暈と区別できない所見で，橋に高信号，右椎骨動脈の低形成，右中大脳動脈の狭窄が認められた女性

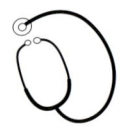

70歳女性，高血圧，高脂血症にて内科診療所を受診中．下を向いて作業をしていたら，ゆらゆら揺れる感じがしたとのことで同外来を受診．

眼振所見では方向交代性下向性回旋性眼振が認められ，良性発作性頭位眩暈となるが，高齢で，リスク因子を抱えており，しかも降圧剤を内服中なので，中枢性発作性頭位眩暈（狭義）を疑った．

頭部MRIで橋白質に高信号域がみられ，虚血性病変と考えられた（図1，図2矢印）．頭部MRAにて右前大脳動脈A1部が低形成で細く，血流信号が認められなかった（図3太矢印）．右中大脳動脈も動脈硬化性の狭窄が観察された（図3細矢印）．頸部MRAでは右椎骨動脈の描出不良が観察された（図4矢印）．

頸部MRAにて特に頭蓋内で，右椎骨動脈の描出不良（低形成）がみられ（図4矢印），椎骨脳底動脈循環不全を背景とした中枢性発作性頭位眩暈（狭義）と診断した．

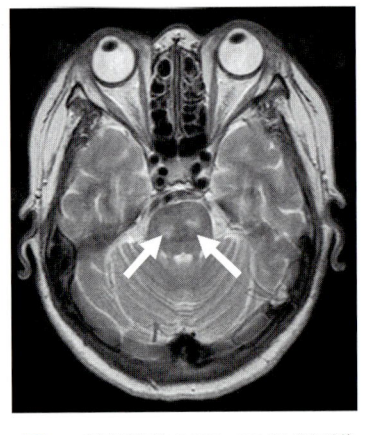

図1　頭部単純MRI，T2強調画像　　図2　頭部単純MRI，FLAIR画像

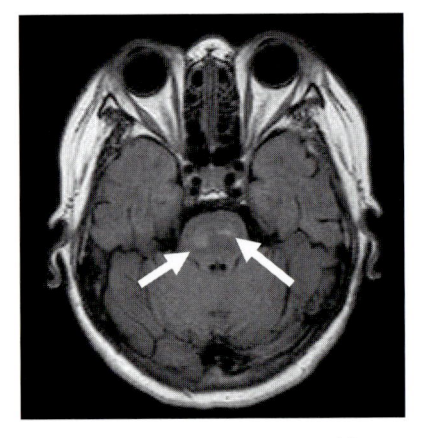

図3　頭部単純MRA　　　　図4　頸部単純MRA

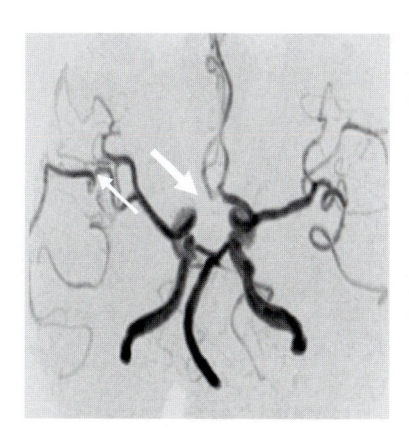

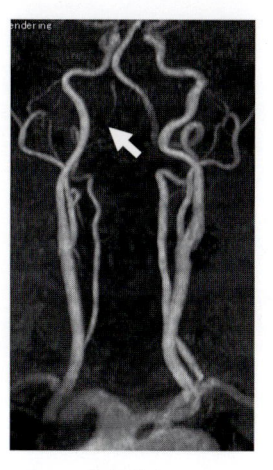

　右椎骨動脈の低形成がみられても「それは無関係」とする意見もあるが，肺や腎が一側だけでもよいかというと，若い時と違い年齢が進むと何らかの形で影響がでてくる．同様に**高齢になれば動脈硬化により内頸動脈領域からの代償が悪くなってくる**．さらに健側の左椎骨動脈も周囲の肩こりなどによる頸部筋の緊張で潜在的な血行不全に陥っている．そこへ下を向く作業に従事していれば，それまで血行をどうにか保持してきた健側の椎骨動脈の循環不全も当然起こりやすくなり，結局橋の前庭神経核付近の虚血によるめまいが生じることは容易に想像できる．
　この疾患は，**自覚症状と眼振所見では良性発作性頭位眩暈と鑑別困難**である．症例によっては，時に橋に高信号（虚血）を認めることもある．したがってMRI，MRAを撮らない限り「良性発作性頭位眩暈ですから心配ありません」という結論になる．
　つまり，このケースにおいては，責任病巣は内耳の半規管の浮遊耳石ではなく，むしろ橋，前庭神経核にあると判断される．MRの所見を優先する方が実際の臨床に即している．
　高齢者の場合，眼振所見から判断して一見良性発作性頭位眩暈のように思われても，よほど自信のない限りMRを調べた方が無難である．

眼振所見：頭位・頭位変換眼振検査で方向交代性下向性水平性眼振が認められ，減衰現象，潜伏時間も認められた．この所見は良性発作性頭位眩暈（水平《外側》半規管型）の所見と区別するのは困難であった．

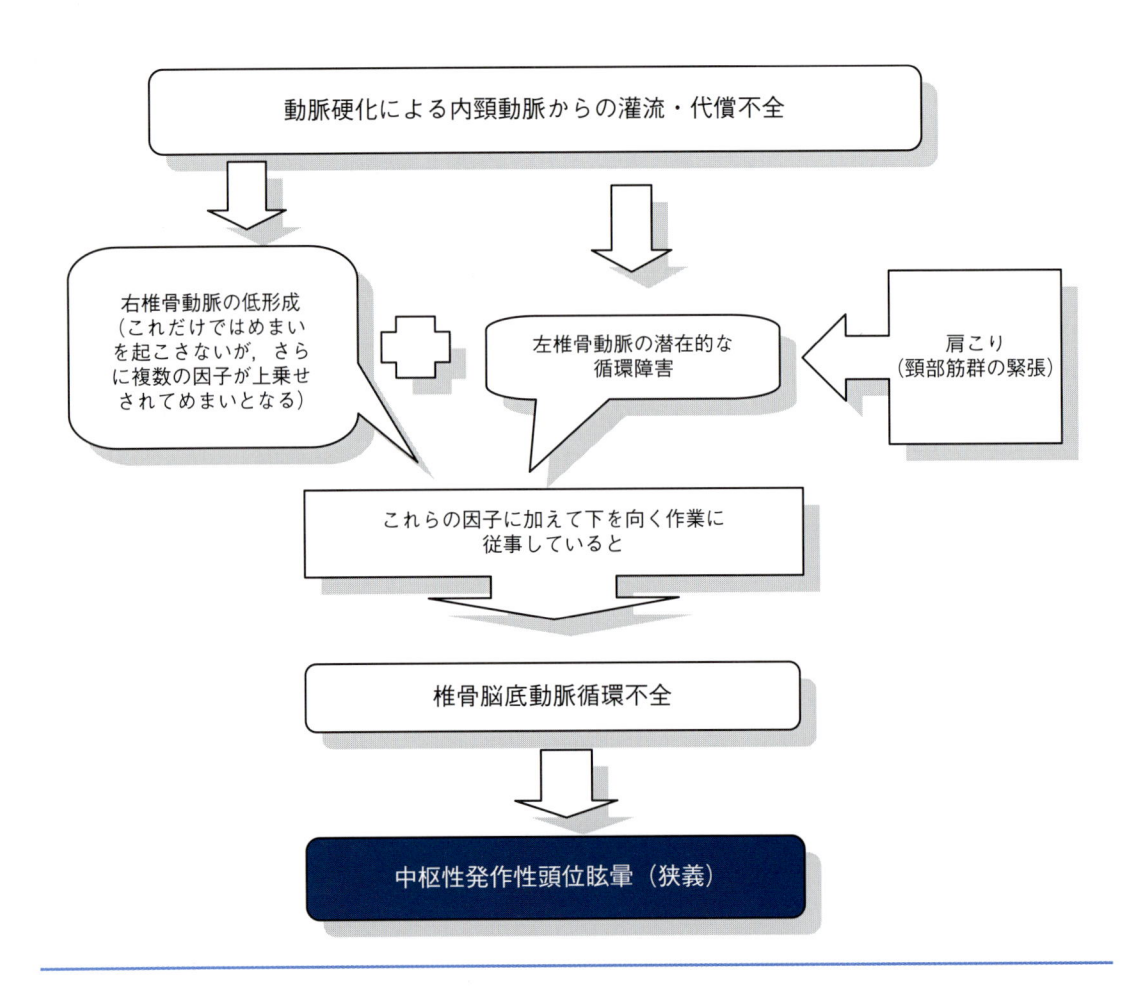

```
┌─────────────────────────────────────────┐
│   動脈硬化による内頸動脈からの灌流・代償不全   │
└─────────────────────────────────────────┘
        ↓                    ↓
┌──────────────┐      ┌──────────────┐      ┌──────────────┐
│右椎骨動脈の低形成  │  ＋  │左椎骨動脈の潜在的な│ ←── │   肩こり     │
│（これだけではめまい│      │   循環障害    │      │（頸部筋群の緊張）│
│を起こさないが，さら│      └──────────────┘      └──────────────┘
│に複数の因子が上乗せ│
│されてめまいとなる）│
└──────────────┘
        ↓                    ↓
      ┌─────────────────────────────┐
      │ これらの因子に加えて下を向く作業に │
      │        従事していると         │
      └─────────────────────────────┘
                    ↓
      ┌─────────────────────────────┐
      │      椎骨脳底動脈循環不全        │
      └─────────────────────────────┘
                    ↓
      ┌─────────────────────────────┐
      │   中枢性発作性頭位眩暈（狭義）    │
      └─────────────────────────────┘
```

症例 44.
良性発作性頭位眩暈と酷似した所見で，頸椎症性脊髄症と高血圧，糖尿病を背景とした，中枢性発作性頭位眩暈（狭義）

年齢/性別：66歳，女性　　**主訴**：回転性めまい

現症/検査所見：某病院にめまいで入院していたが，同院の耳鼻咽喉科より紹介され初診．時計回りの回転性めまいあり．内科，耳鼻咽喉科で治療を受けるも治療に抵抗し，ぐらぐらするめまいが持続していた．肩こり強く，後頭部〜後頸部〜上背部にかけても強い凝りがあった．嘔気あるが，嘔吐なし．耳鳴，難聴なし．糖尿病があり，空腹時血糖値はアマリール内服にて 110〜130，HbA1c 5.6％と良好．整形外科で頸椎症性脊髄症として牽引療法を受けるも，後頭部，頸部，上背部の痛みは改善せず．

　頭部 MRI で，両橋にラクナ梗塞あり（図 78 矢印）．頭部 MRA にて，脳底動脈は数珠状で動脈硬化が明瞭に認められた（図 79 矢印）．この所見は椎骨脳底動脈循環不全を示唆し，良性発作性頭位眩暈は否定的となった．

治療/経過：めまいに対し，メリスロン®（6 mg）6錠，苓桂朮甘湯 7.5 g，サアミオン®3錠/日を投与し，一旦，めまいはある程度改善したものの，肩こり，後頭部痛，後頸部痛さらには胸背部痛も強くなり，かなり精神的にも応えていた．4カ月後に著者の勤務していた病院の整形外科に転院．前の病院に入院中，頸椎牽引療法を施行されたが，改善しなかったので，転院後，整形外科で治療方針を変えた．牽引の錘を軽減することにより，痛みはかなり改善．さらに 4 カ月後には，めまい，後頭・後頸部痛，胸背痛もすべて消失した．

解説：この症例は，結局頸椎症を基盤に，糖尿病による動脈硬化→陳旧性の橋梗塞が存在することは椎骨脳底動脈循環不全が確実に存在することを意味する．つまり中枢性発作性頭位眩暈（狭義）と考えられた．

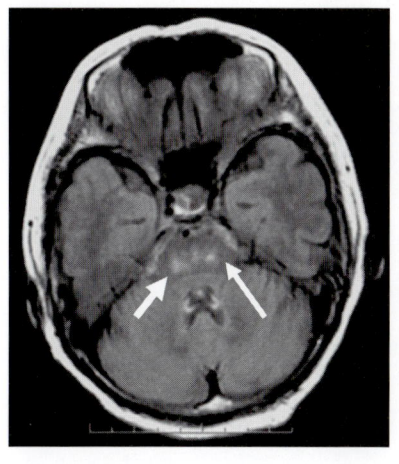

図 78　頭部単純 MRI　　　図 79　頭部単純 MRA

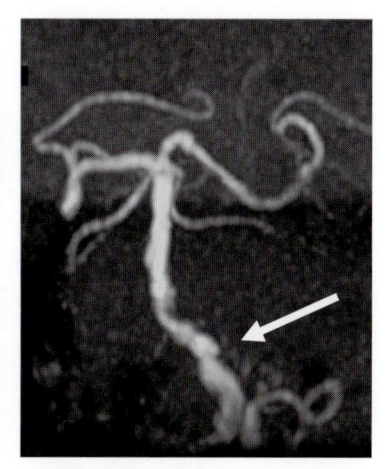

この症例から学ぶポイント：
頸椎牽引療法が眩暈症例に対し効果ありという説と効果なしとする説の対極的な意見の両方があるが，本症例は，牽引の錘を調節することにより，めまいに対し有効となるとの証となった．

眼振所見：頭位眼振検査で方向交代性上向性水平性眼振あり（回旋成分の強い水平性眼振）．頭位変換眼振検査にて懸垂頭位と坐位で方向の逆転する眼振が認められ，減衰現象，潜伏時間を伴った．眼振からは「良性発作性頭位眩暈」と見まがう所見であった．

> 診察室から：6

見過ごせないのは良性発作性頭位眩暈とそっくりな眼振所見を呈する中枢病変

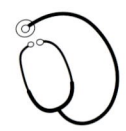

①意識消失を伴い，脳底動脈の狭窄が疑われた，良性発作性頭位眩暈に酷似した中枢性発作性頭位眩暈（狭義）の高齢女性

80歳女性．2年前から高血圧症にて内科通院中．早朝に回転性めまいありとのことで受診．寝る時と起き上がる時にめまいあり．頭位眼振検査で，回旋成分の強い方向交代性水平性眼振，頭位変換眼振検査にて坐位と懸垂頭位で方向の逆転する同様の眼振がみられ，良性発作性頭位眩暈と診断されることが十分予想される，減衰現象，潜伏時間も確実に存在していたが，**意識消失が10〜15秒くらいあった**とのこと．意識消失は，医療サイドからしっかりと聞かないと，患者は気付いていないことがよくあるので，病歴聴取が重要である．

　眼振所見から診ると，内耳に起因する（水平《外側》半規管型）良性発作性頭位眩暈ということになるが，**意識消失があれば，良性発作性頭位眩暈は完全に否定され，中枢性と考えられる．**

　頭部 MRI は正常であったが，頭部 MRA にて脳底動脈の狭窄が疑われた（図1 細矢印）．さらに右椎骨動脈が低形成で描出不良（図1 太矢印），ベースに椎骨脳底動脈循環不全があることは明白であった．意識消失は脳幹の一時的な虚血によると考えられ，中枢性発作性頭位眩暈（狭義）と判断した．

治療：メリスロン®（6 mg）6錠，セロクラール®（20 mg）3錠/日でめまいは消失した．

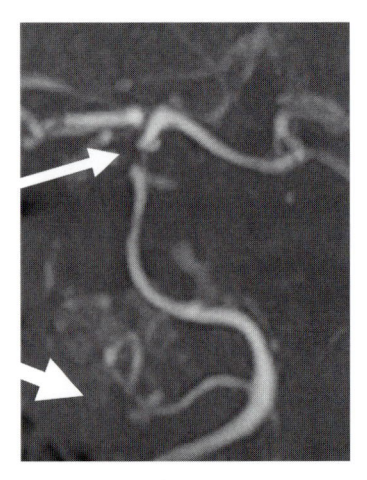

図1　頭部単純 MRA

②ふらつきを主訴に来院した良性発作性頭位眩暈と区別し難い眼振を示した橋梗塞の高齢女性

77歳女性．1.5カ月前からふらつきが出現し，杖を使って外来を受診．心療内科の薬を内服中なのでそのためかとの質問あり．眼振は頭位眼振検査で，方向交代性上行性水平性眼振，頭位変換眼振検査にて懸垂頭位と坐位で方向が逆転する水平性眼振を認め，良性発作性頭位眩暈と鑑別し難い所見であった．しかし頭部 MRI で橋の両側に梗塞がみられ（図2矢印），拡散強調画像により確認された（図3矢印）．

方向交代性上行性眼振は内耳病変の方が多いと最近いわれているが，高齢者ではまず先に中枢性を考慮した方が賢明である．

橋梗塞で出現する眼振は2通りある．
(1) 本症例のごとく，方向交代性眼振が観察されるケース．
(2) 方向固定性眼振が出現するケース．

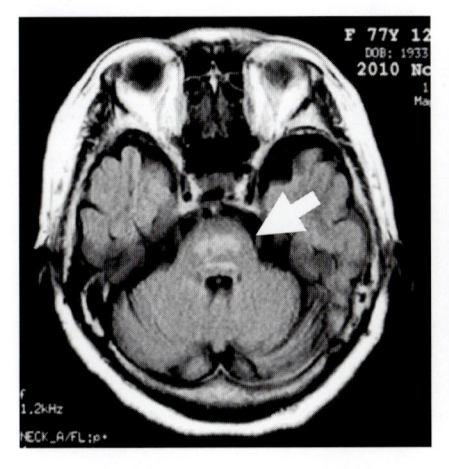

図2　頭部単純 MRI，FLAIR 画像 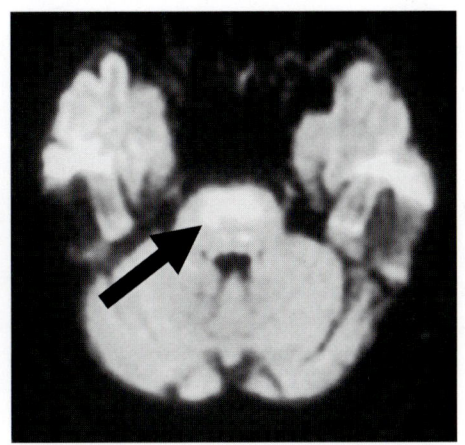　　図3　頭部単純 MRI，拡散強調画像

症例 45.
嗅覚障害で，点鼻薬の鼻腔への注入を懸垂頭位で行うことを指示され，中枢性発作性頭位眩暈（狭義）が誘発された女性

年齢/性別：67歳，女性
現症/検査所見：某耳鼻咽喉科で嗅覚障害のため，「点鼻薬を自宅で1日に2回鼻腔に点鼻し，その後10分程度懸垂頭位を維持するように」と指示された．最初は何も症状は出なかったが，10日程してこの頭位を取った時に回転性めまいを起こすようになったという．患者は姿勢が悪く肩こりが著明．眼振は方向交代性眼振が認められ，良性発作性頭位眩暈と酷似していた．頭部 MRI は正常．頸部 MRA にて図の如く，右椎骨動脈起始に90度の屈曲を認めた（図 80 矢印）．（椎骨動脈屈曲の原因は動脈硬化と考えられる．）

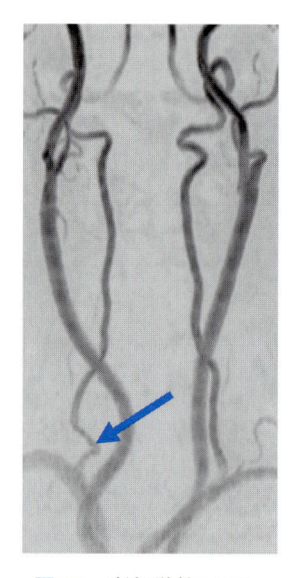

図 80　頸部単純 MRA

この症例から学ぶポイント：
頸部 MRA を撮らないと，眼振所見により診断は「良性発作性頭位眩暈」となり，「原因は内耳にあり」という結論に達しうる．それでは椎骨動脈起始部の屈曲がベースにあり，これに首すじと肩のこりおよび懸垂頭位の繰り返しが上乗せされて中枢性発作性頭位眩暈（狭義）を発症したという，めまい発症に至るまでの複数の要素の組み合わせが無視されることになる．ここで忘れてならないことは，ヒトの体は神経，血管，筋肉により複雑に構成され，それぞれの連絡網で相互に繋がっているということである．めまいを起こす要因を「内耳」という小さなボックスに閉じ込めることなく，**鳥瞰的に全体像を見渡し，その原因を立体的に捉えて行ってこそ患者の理解と信頼が得られる**．この基点に立てば次のようなことが考えられる．

「円背姿勢の患者は頸部筋，深部筋も含めて肩の筋緊張（特に首の根元の部分）が著明である．これにより血管が圧排されやすく，椎骨脳底動脈系の循環障害が普段から潜在的に生じている．」

そこに医師の指示により，毎日朝晩2回ずつ懸垂頭位を施行したらどうなるだろう．最悪の場合，脳梗塞を起こすリスクが高まることになる（実際症例42に記したごとく，過去に美容院での洗髪の

とき，この懸垂頭位により脳梗塞を起こした何人かの女性がいたというエピソードが新聞記事になったことがある）．さらに，この患者の椎骨動脈起始部は約90度近く屈曲しており，そこに懸垂頭位を何回も繰り返せば椎骨脳底動脈循環不全から小脳や脳幹が容易に虚血状態に陥り，方向交代性眼振，中枢性発作性頭位眩暈（狭義）を起こすことは十分考えられる．こうしたことは個々の患者から学ぶことができる．

特に高齢者は動脈硬化から椎骨動脈起始部に屈曲，蛇行の著明な人が多く見受けられる．この所見を無視せず俯瞰的に考察することが重要である．

発症様式については次に図式で示す．

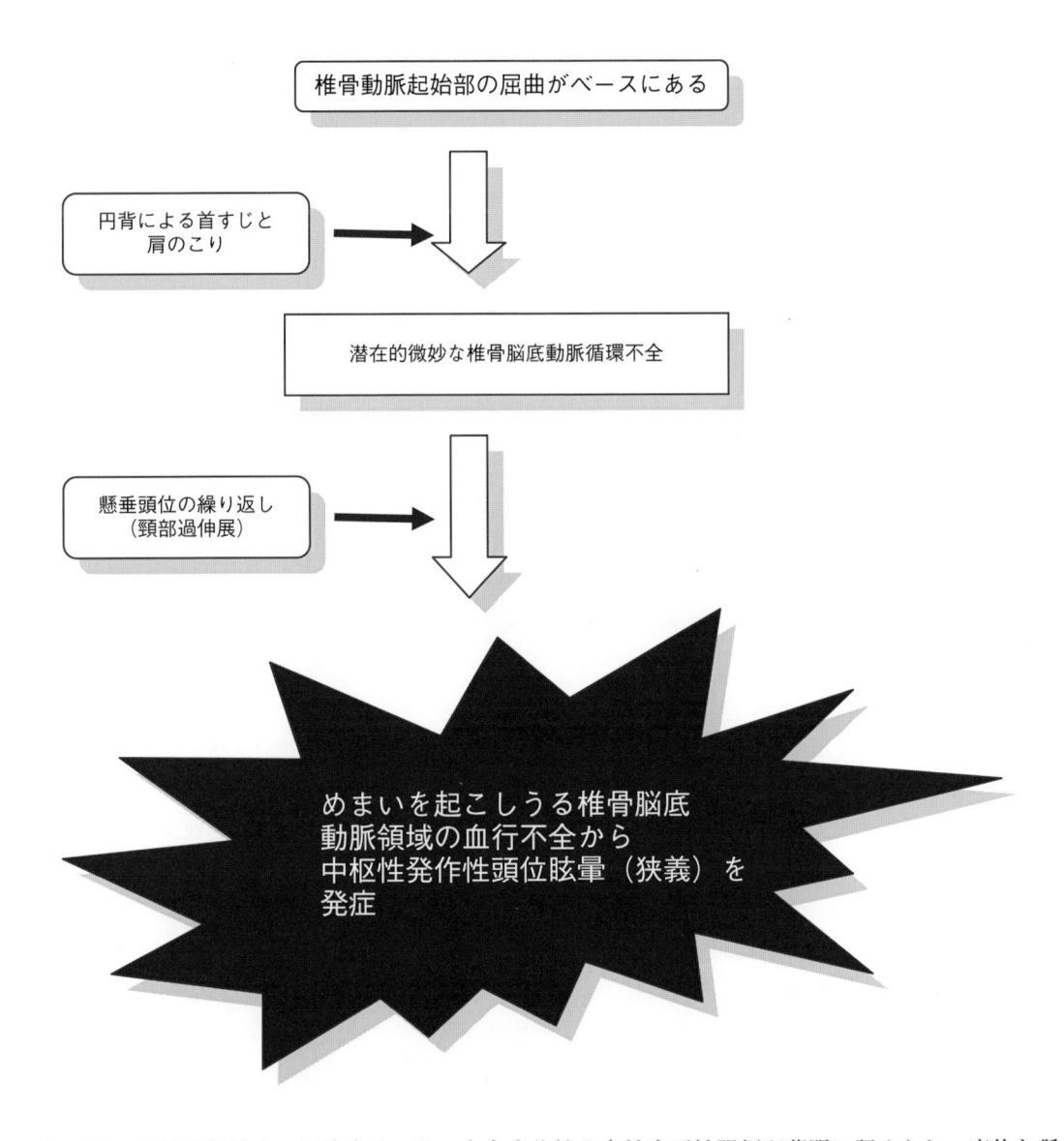

```
            ┌──────────────────────────┐
            │ 椎骨動脈起始部の屈曲がベースにある │
            └──────────────────────────┘
                         │
┌──────────────┐         ▼
│ 円背による首すじと │──→
│   肩のこり    │
└──────────────┘
                         │
                         ▼
            ┌──────────────────────────┐
            │ 潜在的微妙な椎骨脳底動脈循環不全 │
            └──────────────────────────┘
                         │
┌──────────────┐         ▼
│ 懸垂頭位の繰り返し │──→
│  （頸部過伸展）  │
└──────────────┘
                         │
                         ▼
```

めまいを起こしうる椎骨脳底動脈領域の血行不全から中枢性発作性頭位眩暈（狭義）を発症

眼振所見：頭位眼振検査で回旋成分の強い方向交代性上向性水平性眼振が著明に認められ，座位と懸垂頭位で方向の逆転する回旋成分の強い水平性眼振も確認された．潜伏時間と，減衰現象もみられたので，一見良性発作性頭位眩暈を思わせた．

症例 46.
中枢性発作性頭位眩暈（狭義）を起こした線維筋痛症の 40 代女性

年齢/性別：44 歳，女性　　**既往歴**：2 年前に県内の某病院で群発頭痛と診断され，頸部に原因ありといわれたという．数年前から線維筋痛症にて，2 週に一度東京都内の専門医に通院中．著者の勤務する病院でノイロトロピンの投与を定期的に行っていた．

現症/検査所見：最近 2 カ月間に回転性めまいがあったという．両耳閉感あり．**特に寝たり起きたりする動作で出現する**とのこと．頭痛なく，嘔気あるが嘔吐なし．眼振所見は方向交代性下向性回旋性眼振で良性発作性頭位眩暈と鑑別困難であった．頭部 MRI は正常．頸部 MRA にて，40 歳代としては両椎骨動脈の屈曲と蛇行が著明にあり（図 81 細矢印）．特に左椎骨動脈起始部で著明な屈曲がみられた（図 81 太矢印）．脳底動脈も蛇行を認めた．

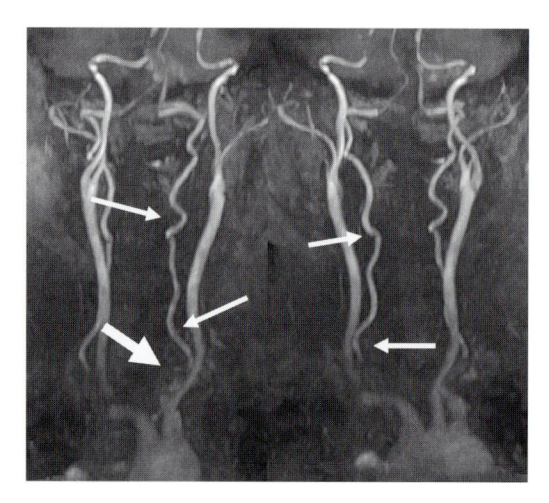

図 81　頸部単純 MRA

解説：線維筋痛症は原因不明の全身の疼痛と，不眠・うつ病などの精神・神経症状や過敏性大腸炎，膀胱炎などを主症状とする疾患である．米国リウマチ学会は身体の広汎な部位の慢性疼痛を 3 カ月以上持続・再発性に存在する疼痛であり，広汎とは右・左上半身，右・左下半身および体軸部の 5 カ所の疼痛の病歴と定義している．筋骨格系の慢性疼痛は極めて頻度の高い徴候である．神経症状として頭痛，めまい，浮遊感，耳鳴，難聴などの症状を伴うこともある．本邦例におけるこれらの症状のうち，めまいは 44.6%，浮遊感は 25.4% を占め，双方合わせると 70% となり，かなり頻度が多い[30]．

五島らがめまいを主訴とした線維筋痛症のケースを報告しているが，眼振は認められなかったという．さらにめまいの原因としては末梢器官の器質的異常は考えにくいとしている[31]．

本症例では自覚的に頭位変換時のめまいを訴え，他覚的には方向交代性眼振がみられ，**良性発作性頭位眩暈と見まがうような所見であった**．

この症例から学ぶポイント：
前症例と同じくベースに頸部 MRA にて椎骨脳底動脈の屈曲蛇行が著しい所見がみられ，それに線維筋痛症による頸部筋群の緊張が上乗せされて椎骨脳底動脈循環不全を生じ，中枢性発作性頭位眩暈（狭義）を起こしたと考えられた．両側耳閉感は椎骨脳底動脈領域の循環障害を示唆する自覚症状である．線維筋痛症は後頭部，頸部のこりや痛みの極端な例であるが，そこまで強い疼痛でなくても，軽微なケースは日常茶飯事に経験するところである．

眼振所見：頭位・頭位変換眼振検査にて方向交代性下向性回旋性眼振が認められ，潜伏時間，減衰現象は認められなかった．この所見から内耳に起因する良性発作性頭位眩暈は否定的である．

今になってはもう聞けない（4）

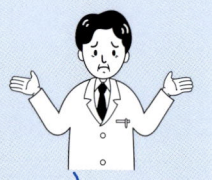

神経血管圧迫症候群（Neurovascular compression syndrome）

　椎骨脳底動脈系に動脈硬化により神経に隣接した動脈の走行に変化をきたし，結果として脳神経が圧迫されるようになり，三叉神経痛や顔面痙攣症の原因になることはすでに知られている．第8脳神経も同様である．第8脳神経は前下小脳動脈が近くを走行しており，動脈硬化で長大化した血管による圧迫が起これば，めまい，耳鳴，難聴の症状が反復して生じうる．特徴的な徴候についての詳細は中島の報告[*3]があるが，その要約は次のとおりである．

① めまい発作が時と場所を選ばず反復する．めまいは比較的急速に治まり，即座に歩行可能となる．従来は30秒以内のような短時間のめまい発作を反復するといわれていたが，時間単位の発作もあり（4時間続いたケースもある），種々である．
② 末梢性めまいの治療に反応せず，頑固なめまいを長い期間繰り返す．
③ 症例によっては難聴を自覚していない場合もある．聴力も悪化と改善を繰り返し，拍動性の耳鳴を自覚するケースもある．
④ 同側の顔面痙攣や三叉神経痛を伴えばさらに診断が確実である．
⑤ カルバマゼピン，塩酸パパベリンなどの薬物で改善をみる．特にカルバマゼピンは即効性があり，診断的治療として役立つ．

　なお，めまいのみが主訴の神経血管圧迫症候群の報告[*2]や，椎骨動脈が大きく彎曲して第8脳神経を圧迫して，拍動性の耳鳴，耳鳴の増強を伴う10数秒間の回転性めまいが週1回で起こり，聴力低下も伴う症例も報告されている[*3]．

(*1 中島成人：頑固に反復するめまい発作へのアプローチー．神経圧迫症候群としてのめまいの存在，めまい診療のコツと落とし穴，高橋正紘編．p. 68-69, 中山書店，2005, 東京.)
(*2 佐藤文彦, 和田義正, 村上陳訓：めまいのみが主訴のNeurovascular compression syndromeの一例 Equilibrium Res Vol. 63, No. 1, p. 17-21, 2004.)
(*3 植村研一：頭痛・めまい・しびれの臨床, 病態生理学的アプローチ, p. 73-76, 医学書院，1987.)

第6章

危ないめまいは頭蓋内とは限らない

背後に隠れた循環器疾患，血液疾患，貧血に注意！
心療内科のからんだめまいも油断ならない
心疾患が原因のめまいでも「回転性めまい」のケースがある

症例 47.
「良性発作性頭位眩暈」と酷似していたが，発作性心房細動が発見された女性

年齢/性別：74 歳，女性

現症/検査所見：ぐらぐらするめまいを主訴として受診．一見良性発作性頭位眩暈の所見であったが，脈の触診にて不整脈を認め，心電図検査を施行．心房細動が判明した．

診断：心房細動の治療後めまいは消失した．結果的には本症例も椎骨脳底動脈循環不全を背景とした中枢性発作性頭位眩暈（狭義）と判断された．

この症例から学ぶポイント：

①めまいの背後に発作性心房細動が隠れていた．本症例は，問診と眼振所見が重視されていたら，良性発作性頭位眩暈と診断され，「内耳に起因するめまいですので，心配ありません」となった可能性あり．そのまま帰宅していれば，発作性心房細動が見逃されていたであろう．

②埋もれてしまう眼振所見．これとは逆に眼振の観察がなされなかった場合，発作性心房細動が原因の，つまり単に「循環器疾患に伴うめまい」ということで，心房細動の検査，治療が主になされ，眼振所見は不明のまま埋もれてしまったと予想される．

③本症例を内耳に起因する良性発作性頭位眩暈と診断しない．この症例は，心房細動が背景にあり，椎骨脳底動脈領域（小脳または脳幹の前庭神経核）の血流障害が一時的に起こった結果，良性発作性頭位眩暈と鑑別の難しい眼振が発現したということで，**内耳に原因があるのではない**．

眼振所見：頭位・頭位変換眼振検査で，方向交代性下向性水平性眼振が認められたが，減衰現象，潜伏時間は明確ではなかった．減衰現象，潜伏時間は明確ではなかった点が，中枢性発作性頭位眩暈（狭義）を示唆するが，眼振に重点が置かれると，水平（外側）半規管型の良性発作性頭位眩暈と診断されるかも知れない．

プラスワン：10

「良性発作性頭位眩暈の原因は内耳の半規管にあり」？

（注：中枢性発作性頭位眩暈《狭義》は，仮の名称で，今のところ学会ではまだ正式に定義づけられていない）

Ⅰ．めまいに伴う顔面の感覚異常は心因性？
Ⅱ．めまい発作後1〜4か月して脳梗塞や心筋梗塞で搬送されるケースがある．（何事も自分の目で見ることが大切）
Ⅲ．大学病院で良性発作性頭位眩暈と診断された後しばらくして突発的な半身のしびれが出現したケースがある．
Ⅳ．結節性多発動脈炎＋肺線維症＋呼吸不全の患者の良性発作性頭位眩暈と酷似しためまい
Ⅴ．中枢性発作性頭位眩暈（狭義）について
Ⅵ．中枢性発作性頭位眩暈（狭義）の方が一般内科外来においてはむしろ多い

近年，「良性発作性頭位眩暈」の原因として，浮遊耳石説が学術講演やマスコミを通じて有力視されているが，定説の延長線上から一時離れて考えてみるのもよいのではないかと思われる．
良性発作性頭位眩暈の浮遊耳石説は，まだ仮説の段階である．
　Ⅰ．良性発作性頭位眩暈と酷似した所見で，めまいだけでなく，顔面の感覚異常とか，半身のしびれを自覚した人たちを経験した．めまい以外のこうした症状を前医の耳鼻咽喉科医に相談しても，「それは，気のせいでしょう」といわれたと患者が話していた．
　良性発作性頭位眩暈の原因が内耳に限定されると，随伴する神経症状の説明がつかなくなり，「心因性」ということになる．
　Ⅱ．著者は，耳鼻咽喉科から内科に移動して以来，良性発作性頭位眩暈と区別できない眼振所見を呈し，めまい発作後約1〜2カ月して救急車で搬送され，脳梗塞で入院した人たち，さらに，本書で取り上げためまい発作後に，心筋梗塞や狭心症を指摘された人たちに遭遇した．めまい後に脳卒中を起こした人たちは自身が主治医となり，経過を観察しえた．耳鼻咽喉科医としてめまいを診ていた頃は経験できなかったことである．
　Ⅳ．結節性多発動脈炎が基盤にあり，びまん性肺胞出血後の肺線維症による呼吸不全で，酸素吸入中の入院患者が，回転性めまいを訴え，頭位眼振検査にて方向交代性下向性（純）回旋性眼振，頭位変換眼振検査で坐位と懸垂頭位で方向の逆転する（純）回旋性眼振が認められ，良性発作性頭位眩暈と酷似した所見であった．血管炎症候群がベースにあり，しかも呼吸不全状態の人は，些細な変化でも容易に低酸素に陥りやすい．脳幹の前庭神経核も低酸素に弱いので，内耳と同じめまいを生じうる．
　Ⅴ．内耳に起因する，「良性発作性頭位眩暈」と，それに対極する形での，小脳や第4脳室周辺の腫瘍や血管障害などが原因の「悪性発作性頭位眩暈」との間に位置する，中枢性の発作性頭位眩暈（狭義）を区別して考えるのが得策ではないかと思われる．
　Ⅵ．良性発作性頭位眩暈と中枢性発作性頭位眩暈（狭義）とどちらが多いかとなれば，異論はあると思うが，**最前線の一般内科においては後者と考えている．** 田淵ら[*1]も，第一線の耳鼻咽喉科医の立場から，同様に中枢性発作性頭位眩暈の方が多いと報告している．

[*1] 米田渕　哲，寺本和弘：発作性頭位眩暈の臨床，寺本　純偏，めまい診療のすべて，Vol. 95, No. 8, p. 1205-1212, 診断と治療社，2007．

症例 48.
心房細動があり，橋に虚血を認める症例へのイソバイド投与

年齢/性別：65歳，男性　　　**既往歴**：10年前に甲状腺機能亢進症にて治療．当時から心房細動出現．初診1週間前に某病院耳鼻咽喉科で頭部CTを施行したが「問題なし」といわれ，セファドール®3錠，イソバイド®90 mL，メリスロン®（6 mg）6錠/日を処方された．

現症/検査所見：朝起きる時，1時間くらい回転性めまいがあり，その後は特に歩くときふらふら感が続くとのことで初診．肩こり強く，後頸部が著明に硬い．脈拍不整．頭部MRIにては両橋に高信号域がみられ，同部位の虚血が考えられた（図82矢印）．頸部MRAで左椎骨動脈の描出不良が確認され，椎骨脳底動脈循環不全が判明した（図83矢印）．

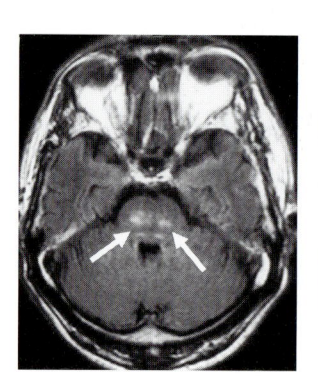

図82　頭部単純MRI，FLAIR画像　　図83　頭部単純MRA

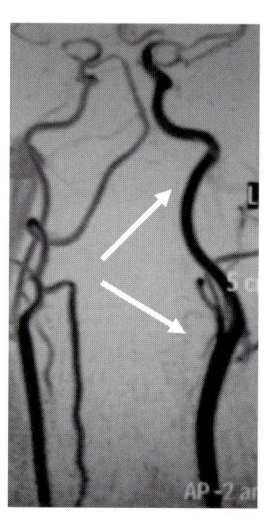

治療/経過：利尿作用のあるイソバイドを中止し，メリスロン6錠，セロクラール（20 mg）3錠/日に変更．数日後にはめまいは消失した．

眼振以外の見落としを防ぐためのキーポイント：
①心房細動があればまず中枢性めまいを疑う．65歳で心房細動があれば，まず末梢（内耳）性めまいより中枢性を疑わなければならない．簡単に末梢（内耳）性，メニエール病や前庭神経炎と診断しない方がよい．
②起立性低血圧は脳幹の機能障害を疑う．起立性低血圧は脳幹の血圧調節中枢の機能障害を示唆するので，めまいは椎骨脳底動脈循環不全が疑われた．
③頭部CTのみで脳の病変を否定しない．

この症例から学ぶポイント：
ここで注意しなければならないのは，心房細動のある患者に利尿作用のあるイソバイドが処方されていたということである．多分，内耳水腫を考慮して出されたと思われるが，心房細動が存在するだけ

でも塞栓を起こしやすい状況なので，利尿作用のある薬剤は使用を控えておいた方がよいと思われる．さらに，図82の如く，橋に高信号域が発見されたので，この所見からもイソバイドは用いない方がよい．

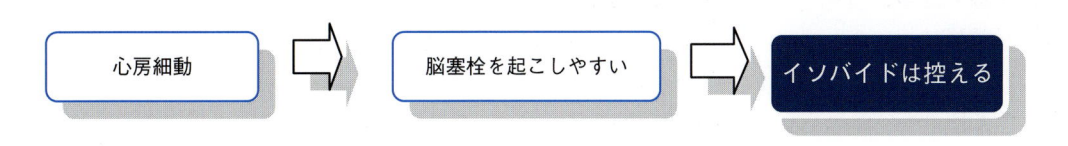

```
心房細動  ⇒  脳塞栓を起こしやすい  ⇒  イソバイドは控える
```

眼振所見：頭位・頭位変換眼振検査にて左向き方向固定性水平回旋混合性眼振が認められた．

プラスワン：11

メイロン®はエビデンスがない？

　メイロンは，めまい発作を起こして受診してくる患者には，昔から使用頻度が高い薬剤であり，末梢性，中枢性を問わず効果を示す．何故効くのだろうか？

　メイロンの作用機序については，古くから激しい論争がみられたが，その大方の結論は「自律神経中枢作用説」ないし「中枢循環促進説」が有力である[*1]．著者は以前，めまい患者に対し100 mL/日を1カ月間連日静注したことがあったが，副作用は問題なかった．

　メイロンは「1A（20 mL）しか使用しない」という話をよく耳にするが，1Aではめまい発作に対し，効果が弱いのではないかと思われる． メイロンは「効果が余りない」という意見もあるが，過去の書物から判断するに，やはり投与量に依存すると考えている．ただ，メイロンの点滴投与のみでは効果を示さない患者も存在するので，下記を参考事項として取り上げてみた．

■めまい発作の患者にどう対処するか？■

　めまい発作で来院した患者には，著者は検査とは別にメイロン250 mL，約1/2ボトル＋ビタミンB群＋プリンペラン®1Aをまず点滴し，その後セルシン®5 mgを筋注し，さらにメリスロン®（6 mg）2錠（1錠では弱くて効果が薄い！），セファドール®1錠，セロクラール®（20 mg）1錠/回を内服させて様子を見る．嘔気がある患者にはプリンペラン2錠を加えておく．嘔気だけでも抑えられれば患者は楽になる．心疾患や脳血管障害のような重大疾患がなければ，これでたいていは治る．

　メイロンによるPHの変化を危惧する意見を，時に聞くことがある． 著者は，かつてメイロン250mLの約1/2ボトル点滴投与前後の血液ガスを数例調べたことがあったが，**確実に緩衝作用が働いてアルカローシスにはならず，PHはほぼ不変であったことを記憶している．** おそらくアシドーシスがあれば補正されるが，**正常のPHならば緩衝作用が働くのではないかと思われる．**

[*1] 米坂田英治：めまいの臨床，p. 102，新興医学出版社，2003．

症例49.
中枢性発作性頭位眩暈（狭義）後4カ月して狭心症を起こした，高齢女性

年齢/性別：78歳，女性　　**既往歴**：60歳で突発性難聴.
現症/検査所見：初診1週間前から布団に入って左下頭位を取ると，ふらふらするめまいあり．県外に遠出をして疲れていたという．肩こりも強い．診察時の眼振は良性発作性頭位眩暈と酷似していた．頭部MRIは正常．頸部MRAにて右椎骨動脈起始部に，動脈硬化によると思われる約90度の屈曲が確認された（図84矢印）．さらに，両椎骨動脈の蛇行もみられ，これがベースにあり，さらに頸部筋群の緊張とストレスが加わることにより，椎骨脳底動脈循環不全を基盤とした，中枢性の発作性頭位眩暈（狭義）の裏付けが証明された．
診断：年齢的に背景に動脈硬化があると判断し，中枢性発作性頭位眩暈（狭義）と診断した．
治療/経過：脳循環改善薬の投与にてめまいは改善．しかし，その4カ月後背部痛を訴え，某病院循環器内科にて冠攣縮性狭心症と診断された．

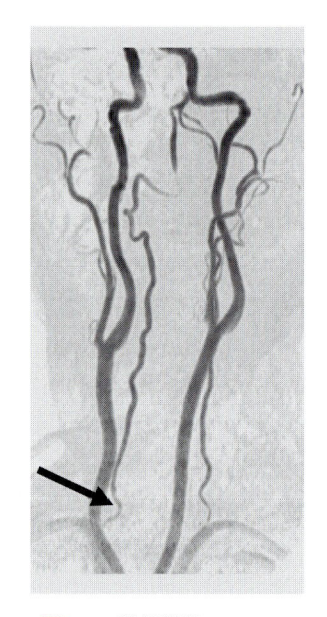

図84　頸部単純MRA

解説：本症例は，めまい発作後に，冠攣縮性狭心症と正式に診断されたが，よく問診すると，その1～2年前から胸痛があったとのこと．心疾患があれば，**本人が気付かないような，微妙な脳の循環不全がふだんから生じていたと予測される**．わかりやすく図式に表わすと次のようになる．

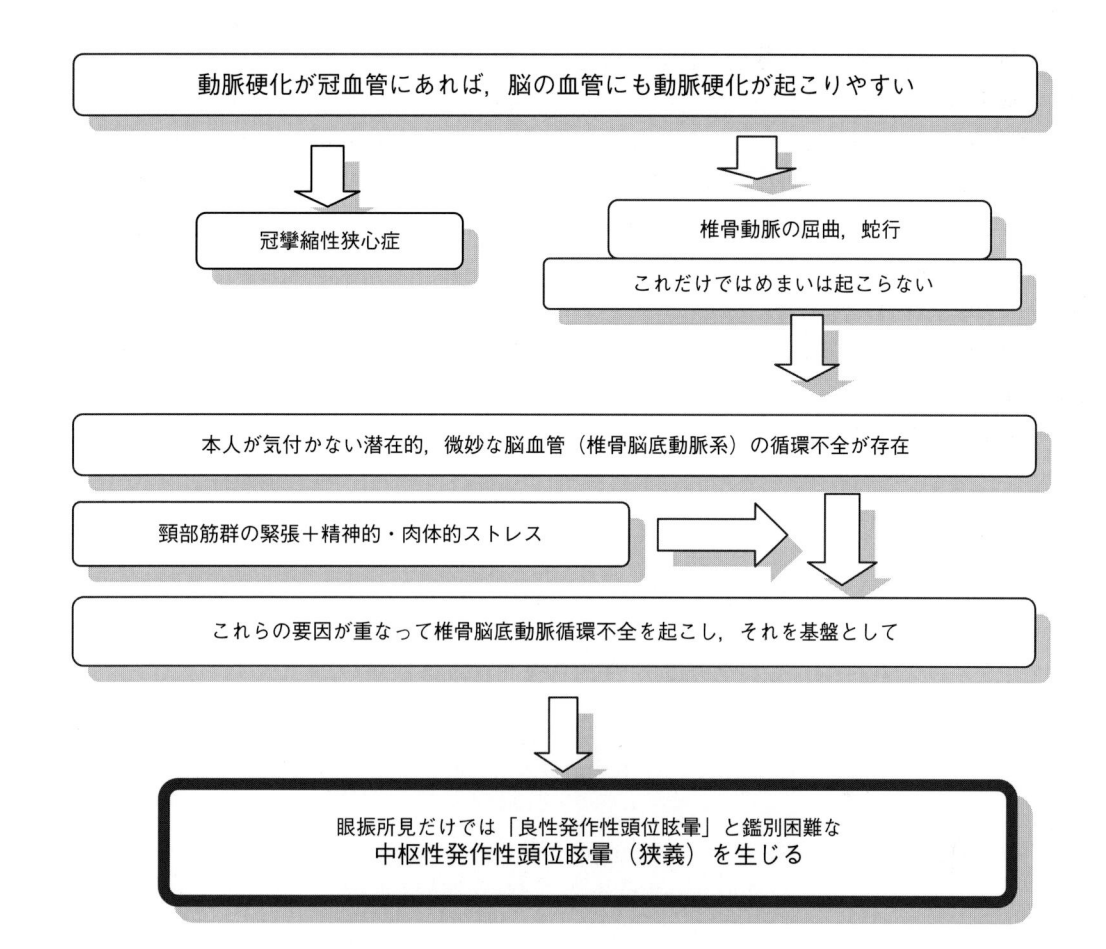

```
┌─────────────────────────────────────────────────────────────┐
│  動脈硬化が冠血管にあれば，脳の血管にも動脈硬化が起こりやすい  │
└─────────────────────────────────────────────────────────────┘
         ↓                              ↓
   ┌──────────────┐         ┌──────────────────────┐
   │ 冠攣縮性狭心症 │         │ 椎骨動脈の屈曲，蛇行  │
   └──────────────┘         └──────────────────────┘
                            ┌──────────────────────┐
                            │ これだけではめまいは起こらない │
                            └──────────────────────┘
                                       ↓
┌─────────────────────────────────────────────────────────────┐
│ 本人が気付かない潜在的，微妙な脳血管（椎骨脳底動脈系）の循環不全が存在 │
└─────────────────────────────────────────────────────────────┘
┌──────────────────────────────────┐   ⇒
│ 頸部筋群の緊張＋精神的・肉体的ストレス │
└──────────────────────────────────┘
┌─────────────────────────────────────────────────────────────┐
│ これらの要因が重なって椎骨脳底動脈循環不全を起こし，それを基盤として │
└─────────────────────────────────────────────────────────────┘
                              ↓
┏━━━━━━━━━━━━━━━━━━━━━━━━━━━━━━━━━━━━━━━━━━━━━━━━━━━━━━━━━━━━━┓
┃   眼振所見だけでは「良性発作性頭位眩暈」と鑑別困難な           ┃
┃           中枢性発作性頭位眩暈（狭義）を生じる                ┃
┗━━━━━━━━━━━━━━━━━━━━━━━━━━━━━━━━━━━━━━━━━━━━━━━━━━━━━━━━━━━━━┛
```

「椎骨動脈の屈曲，蛇行，脳底動脈の蛇行など，年齢が進めば決して少なくないので，めまいの原因にはならない」という意見があるかも知れない．当然のことだが，その所見だけではもちろんめまいは起こらない．上図の如く，椎骨脳底動脈系にこうした所見があれば，ふだんからその人本人が気付かないような，微妙な循環障害が起きているということである．それに加えて，頸部筋の緊張，精神的・肉体的ストレス，頭位を急に変えたとき，血圧が急に下がったときなどの因子が上乗せされて，本格的な椎骨脳底動脈系の循環障害が起こり，初めてその人に「めまい」という現象が生じうる．

眼振所見：頭位眼振検査で方向交代性上向性（純）水平性眼振を認め，頭位変換眼振検査にて坐位と懸垂頭位で方向の逆転する水平性眼振がみられ，潜伏時間，減衰現象も確認された．上向性眼振は末梢性でも出現するといわれているが，高齢の患者では，まず中枢性を考慮したい．

症例 50.
中枢性発作性頭位眩暈（狭義）後 11 カ月して心筋梗塞を起こした女性

年齢/性別：71 歳，女性　　**喫煙歴**：18 歳頃から 15 本/日

現症/検査所見：高血圧で降圧剤を服用中であったが，朝，寝た状態で頭部を動かすたびにふわっとするめまいありとのことで受診．ホワイトアウト（white out：目の前が真っ白になったと表現する患者もいる．眼前暗黒と同義）を伴ったという．強い肩こりあり．診察時，方向交代性下向性回旋性眼振を認め，一見良性発作性頭位眩暈の所見であった．頸椎 X-ray では C4-6 に変形を認めた．さらに，頸部 MRA にて，右椎骨動脈起始部に約 90 度の屈曲（図 85 細矢印），左椎骨動脈脈にも著明な屈曲（図 86 矢印）と蛇行（図 85 太矢印）が確認された．これらの所見は動脈硬化のためと考えられる．これらの所見から，中枢性発作性頭位眩暈（狭義）と診断した．

治療と経過：メリスロン®（6 mg）6 錠，サアミオン®3 錠，ミオナール®3 錠/日にてめまいは改善したが，11 カ月後の朝，通勤途中でめまいと**胸痛が出現**．近くの総合病院へ搬送され，心電図所見で心筋梗塞と判明．その後 4 カ月後と 5 カ月後に今度はブラックアウト（眼前暗黒）を生じ，5 カ月後のめまい時には方向交代性上向性眼振に変わっていた．

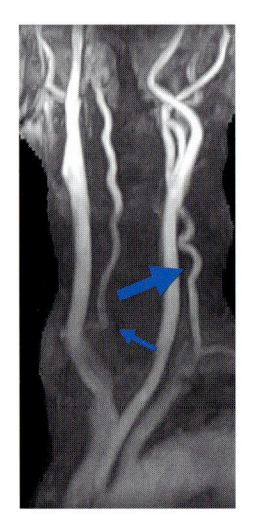

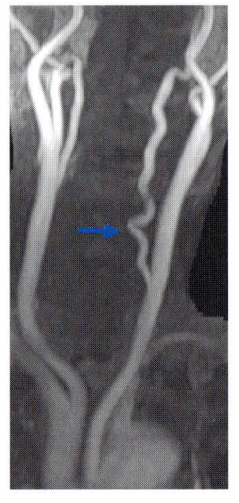

図 85　頸部単純 MRA　　図 86　頸部単純 MRA

眼振以外の見落としを防ぐためのキーポイント：
まず高血圧で治療中の患者がめまいを起こした時は，中枢性めまいを念頭に置く．眼振所見からは，良性発作性頭位眩暈と酷似するが，めまい以外の症状として，ホワイトアウト（眼前暗黒と同義）があったということは，中枢性が示唆される．この症状を聞き出しただけで，内耳に起因する良性発作性頭位眩暈は否定できる．ホワイトアウトは医療サイドから質問しないと，患者は話をしてはくれない．本人は気付いていないかも知れないからである．この意味でも問診は重要である．

この症例から学ぶポイント：
①めまいの原因を内耳だけに限定しない．冠動脈，椎骨脳底動脈という，いわば「メインな血管の動脈硬化」という大きな視点でみれば，めまいは心筋梗塞の前兆，黄色信号になったといえる．
②ヒトの体には連関性がある．「めまいと心筋梗塞の間には11カ月の時間差があるから無関係なのでは」という意見もあるかも知れない．しかし，この症例は心筋梗塞と時を同じくして，めまいも起こしている．ちなみにこの症例では，頸動脈エコーで2mm厚のソフトプラークが右内頸動脈に観察された．
③「めまいが治まればそれでよし」ではない．症例によっては，後日ACS（急性冠症候群）を起こす人も存在する．こうしたことから，**高血圧という危険因子を有する患者がめまいを起こした場合，以後の経過観察も無視することはできない．**

眼振所見：頭位眼振検査にて，方向交代性下向性眼振特に右下頭位で著明な純回旋性眼振が認められ，潜伏時間，減衰現象も確かに存在した．この所見があれば，内耳耳石塊に起因する水平（外側）半規管型の良性発作性頭位眩暈と診断される可能性が十分ある．

プラスワン：12

狭心症発作とめまい発作を同時に起こしていたケース

このような症例を循環器病棟に往診して診察したことがある．
フレンツェル眼鏡で確認した眼振所見は，良性発作性頭位眩暈（水平《外側》半規管型）と鑑別困難であった．本人は同じめまい発作を何回か繰り返していたという．つまり，このような眼振が観察された場合，原因を内耳のみとすることでは説明がつきにくい．本症例から学べることは，「良性発作性頭位眩暈」の診断名を付す際は即断せず，慎重にした方がよいということである．

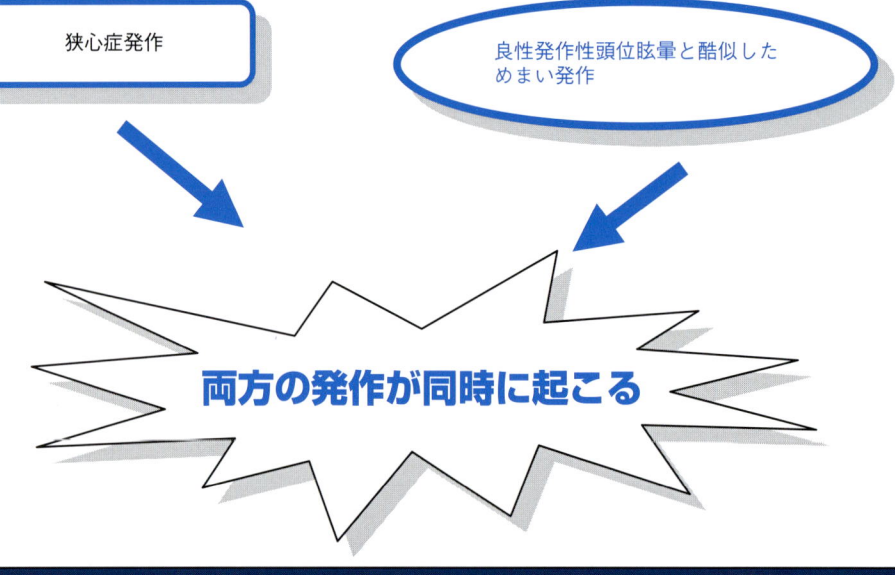

- 狭心症発作
- 良性発作性頭位眩暈と酷似しためまい発作

両方の発作が同時に起こる

原因は内耳ではなく，脳，特に椎骨脳底動脈領域の循環障害であることを示唆している

症例 51.
診察終了直後にめまい，後頭部頭重感を訴え，再診察にて心房細動が発見された高齢男性

年齢/性別：84 歳，男性
現症/検査所見：高血圧にて通院中の診察終了後に部屋を出てからくらくらするめまいと後頭部頭重感を訴えた．ベッド上で診察．眼振からは一見末梢（内耳）性のような所見であった．脈診にて不整脈が触知されたので，心電図を施行．心房細動が確認された．3 カ月前の心電図は正常であった．高齢者の心房細動は言うまでもなく脳塞栓を発症する確率が高いので，軽度のめまいでも油断ならないことが証明された．頸部 MRA にて，右椎骨動脈起始部の蛇行が認められた．しかしそれだけでは潜在的な循環障害はあっても，めまいには至らない．
診断：本症例は，心房細動をベースにし，椎骨脳底動脈循環不全を介したためまいと診断した．

眼振以外の見落としを防ぐためのキーポイント：
①軽いめまいでも油断は禁物．危険因子に高血圧を持つ患者では，くらくらするという軽度のめまいであっても，「その程度のめまいは心配ないでしょう」と軽く考えず，ともかく，診察の基本である脈に触れてみることも大切である．
②めまいと後頭部頭重感．めまいに後頭部頭重感があれば，椎骨脳底動脈領域の循環障害を疑う．

眼振所見：頭位・頭位変換眼振検査で，左向き方向固定性水平回旋混合性眼振あり．この所見だけでは末梢（内耳）性めまいあるいは前庭神経炎と診断される可能性がある．

症例 52.
中枢性発作性頭位眩暈（狭義）で僧帽弁閉鎖不全が発見された高血圧の男性

年齢/性別：67歳，男性　　**既往歴**：高血圧にて内科外来通院中.
現症/検査所見：夜間ベッド上で上を向いたとき回転性めまいが出現．耳鳴，難聴はなし．眼振所見は「良性発作性頭位眩暈」を思わせた．しかしながら，診察時に心雑音を聴取したので心疾患を疑い，心エコーを施行した結果，僧帽弁閉鎖不全と確認された．

眼振以外の見落としを防ぐためのキーポイント：
①**めまい診察時も心音聴取と脈の触診は重要**．眼振所見を重視して診断すると，内耳に起因する「良性発作性頭位眩暈」という結論になりやすい．やはり診察の基本である心音聴取と脈拍を診ておくことは重要．
②**心疾患がベースでも「回転性めまい」のこともある**．上室性頻拍発作で回転性めまいを起こしたケースあり．循環器疾患で回転性めまいを生じた場合，末梢（内耳）性とは限らない．多くは椎骨脳底動脈循環不全を介するめまいである．

眼振所見：頭位・頭位変換眼振検査では，眼振は回旋要素の強い方向交代性下向性水平性眼振で，潜伏時間，減衰現象あり．一見良性発作性頭位眩暈と酷似していたが，心疾患がベースなので，椎骨脳底動脈循環不全を基盤とした中枢性発作性頭位眩暈（狭義）と診断した．

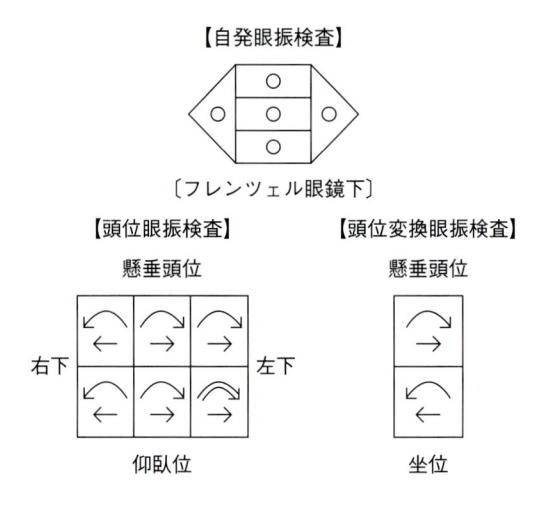

【自発眼振検査】
〔フレンツェル眼鏡下〕

【頭位眼振検査】　　【頭位変換眼振検査】
懸垂頭位　　　　　　懸垂頭位

右下　　　　左下

仰臥位　　　　　　　坐位

症例 53.
良性発作性頭位眩暈（水平《外側》半規管型）と酷似した眼振所見を呈した，洞不全症候群の高齢男性

年齢/性別：77 歳，男性
現症/検査所見：ぐらぐらするめまいを主訴に受診．以前かかっていた病院で気管支喘息と洞不全症候群を指摘されていた．眼振は特に右下頭位で著明な水平性眼振を認めたが，めまいは軽度であった．前の病院で頭部CTを撮影済みとのことで，頭部MRは拒否した．頭部CTでは問題なしとのことであった．

この症例から学ぶポイント：
眼振のみの所見からは，「良性発作性頭位眩暈」という診断になることが予想される．しかし，本症例ではめまい頭位で，眼振が著明であるにもかかわらず，軽度のめまいだけしか感じていない．眼振が明確に存在するにもかかわらず，めまいをほとんど感じないということは，中枢性を示唆する．内耳に起因する良性発作性頭位眩暈の場合，眼振に一致してめまいも強く訴えることが多い．結局，洞不全症候群による不整脈をベースに，椎骨脳底動脈循環不全を介しての小脳あるいは脳幹の虚血による中枢性発作性頭位眩暈（狭義）と判断された．

眼振所見：頭位眼振検査にて方向交代性上向性水平性眼振が認められ，特に右下頭位で中打性上向性眼振が観察された．頭位変換眼振検査では坐位と懸垂頭位で方向の逆転する水平性眼振がみられた．方向交代性上向性眼振は内耳性の方が多いという近年の意見もあるが，そうとは限らない．一般内科でめまいのケースを多年に亘って診ていると，むしろ中枢性の方がはるかに多いように思われる．

プラスワン：13

不整脈とめまい

　心機能に問題がなく，心分時拍出量の減少により脳の血流不足を起こすことが多い場合，徐脈性あるいは頻脈性不整脈によるめまいを考慮する．心筋疾患，心弁膜疾患があれば，代償可能な不整脈であってもめまいを生じることがある．さらに，低酸素血症に対する脳の個々人の感受性（めまいを起こしやすい人と起こしにくい人がいる），特に高齢者ではその感受性も考慮する必要がある．

■めまいを起こしうる不整脈■
　病的徐脈
　　●洞不全症候群
　　●房室ブロック
　病的頻脈
　　●上室性
　　●心室性
　しばしば発生する上室性および心室性の期外収縮
　ペースメーカの機能異常
　薬剤により引き起こされる不整脈

（W. Stoll, D. R. Matz, E. Most：Schwindel und Gleichgewichtsstoerungen, めまいと平衡障害, 坂田英治, 髙橋佐知子（訳），p. 210-212，南江堂，1988．）

症例 54.
回転性めまいを主訴に受診した胃癌の男性

年齢/性別：65 歳，男性
現症/検査所見：初診 4 日前の午前 1 時頃，数分間回転性めまいあり．嘔気，嘔吐なし．診察中，上腹部痛とタール便を訴えた．眼瞼結膜を見ると，貧血が判明した．血算にて Hgb7.4 g/dL と消化管出血が疑われ，翌日の胃内視鏡で胃癌が認められた．

この症例から学ぶポイント：
回転性めまいを主訴に受診する消化管出血のケースもある．要注意．

眼振所見：頭位・頭位変換眼振検査で軽度の左向き方向固定性水平性眼振を認めた．「回転性めまいで，定方向性眼振が観察されたら，前庭神経炎」かというと必ずしもそうではない．**方向固定性眼振は貧血による脳の循環不全，虚血でも出現する．**

症例 55.
心療内科と併診し，パニック障害とめまいが治まった高齢女性

年齢/性別：83歳，女性

現症/検査所見：初診10日前に数分間の回転性めまいあり．数年前から両足先のしびれあり．嘔気を伴うが，耳鳴，難聴なし．血圧176/80．めまいは一旦改善し，4カ月後に再び同様のめまい出現．しかし，その後治療に抵抗．不眠，動悸，息苦しさも訴えたため，心療内科へ紹介．

診断/治療：診断はパニック障害．抗めまい薬と抗うつ剤の併用にてめまいは消失．このケースはお嫁さんとの折り合いが悪く，それがストレスとなっているようであった．頭部MRAで右椎骨動脈が左に比べ細く，ループ形成も認められ（図87矢印），椎骨脳底動脈循環不全と診断した．

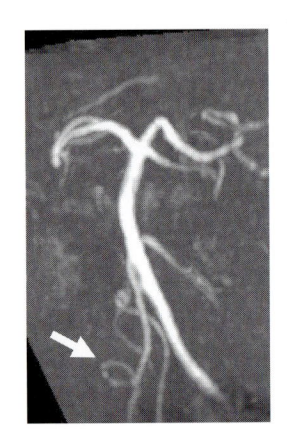

図87　頭部単純MRA

この症例から学ぶポイント：
心療内科と連携することにより，この症例は自殺に至らずに済んだ．めまいの治療にも心療内科的な治療をプラスして考える必要がある．

眼振所見：頭位・頭位変換眼振検査にて右向き方向固定性水平回旋混合性眼振が観察された．

症例 56.
眼前暗黒を伴うめまい後7年で，一過性脳虚血発作を2回起こした真性多血症の女性

年齢/性別：74歳，女性

既往歴：7年前，高血圧で他院にて加療中，頭のぐらつき，頭痛，嘔気，嘔吐，両側耳鳴，肩こり，眼前暗黒，左前腕のしびれを訴えて著者が以前勤務していた病院に初診．このときの末梢血はWBC 17700，RBC 770万，Hb 17.4，血小板数は949,000であった．他に高脂血症，高尿酸血症あり．初診2〜3年前には回転性めまいがあったという．当時は椎骨脳底動脈循環不全と診断し，血液内科で基礎疾患の治療を行い，めまいに対してはメリスロン®(6 mg)6錠，セファドール®3錠，セロクラール®（20 mg）3錠，苓桂朮甘湯7.5 g/日投与により消失した．

現症/検査所見：最近，右手先の動きが悪くなり，構音障害も出現したが，一旦症状は消失．さらに2カ月後，今度は買い物中に右下肢の麻痺となったが10分で改善した．しかしその後ぐらぐらするめまい感が継続的に残存．頭部MRIは異常なし．頸部MRAでは両椎骨動脈起始部が屈曲著明（図88矢印）．特に左椎骨動脈が起始部で細い所見が認められた（図89矢印）．

治療：釣藤散7.5 g/日を追加，メリスロン®をカルナクリン®（50 mg）3錠/日に変更後はめまい感も改善した．

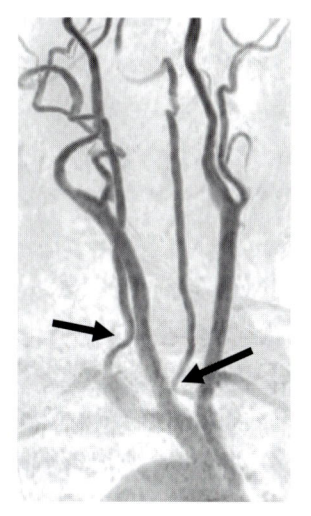

図88　頸部単純MRA　　図89　頸部単純MRA

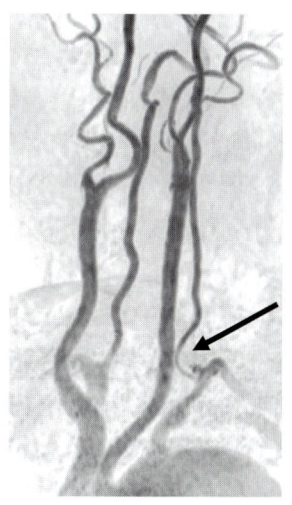

この症例から学ぶポイント：

①**真性多血症に生じるめまいはまず中枢性を考える**．真性多血症の患者は血小板増多があるので，当然血栓を起こしやすい．この疾患のめまいを診たら中枢性，少なくとも椎骨脳底動脈循環不全を考慮する方がよい．

②**「眼前暗黒」の症状は重要なキーワードになる**．眼前暗黒の有無を聞き出し，めまいにそれを伴っていれば将来脳血管障害を起こすリスクが高くなると考える．

眼振所見：7年前の初診時，頭位・頭位変換眼振検査では，左向き方向固定性回旋性眼振が認められた．このたびの受診時の同検査では右への偏倚もなく，左向き方向固定性水平性眼振がみられた．

プラスワン：14

熱中症でもめまいを生じることがある

　安岡は熱中症をⅠ度～Ⅲ度に分類し，暑さに対する小脳の感受性について触れている．
　Ⅰ度（軽症）では立ちくらみ，Ⅱ度（中等症）でめまい，頭痛，Ⅲ度（重症）になると，深部体温39℃以上で意識消失・せん妄状態・小脳症状・痙攣等の脳神経症状が出現するという．
　小脳症状については，重症例において，**ランニング中のふらつき**などの症状が意識障害の出現前にみられる．**構音障害**を認めることもある．暑熱ストレスに対しては，小脳の感受性が高いと報告している．
（安岡昭蔵：熱中症をめぐる旧常識と新常識―医療事故防止のために―，日本医事新報，p. 62-69, No. 4297,（2006年9月2日））

参考文献

1) 中山杜人，亀井民雄：プライマリーケアー医のためのめまい診療の進め方，新興医学出版社，2005.
2) Agrawal Yuri, Carey, John P., Santina, Charles C. Della, Shubert, Michael C., Minor, Lloid B. : Disorders of balance and vestibular function in US adults, Archives of Internal Medicine 169, (10), 938-944, 2009.
3) 小田 恂：めまい・難聴・耳鳴，日本医事新報社，2005.
4) Nakayama M : Investigation of Vestibular Damage by Antituberculous Drugs. Acta Otolaringol (Stokh), (Sppl)：481-485, 1991.
5) 亀井民雄，石井英男，中山杜人：若年性片側聾に遅発性に発症するめまいについて─主として遅発性内リンパ水腫症候群（Schuknecht）─耳鼻臨床 71, p. 1245-1256, 1978.
6) 吉本 裕：「危ないめまい」．Equilibrium Res, Vol. 60, No. 6, p. 492-495, 2001.
7) 奥地一夫：めまいを主訴とし救急来院する主要疾患，高橋正紘編，めまい診療のコツと落とし穴，p. 19, 中山書店，2005.
8) 坂田英治：めまいの臨床，p. 27, 新興医学出版社，2003.
9) 松永 喬：椎骨脳底動脈循環障害におけるめまいの病態生理［基礎と臨床］，p. 113-130, 診断と治療社，1997.
10) 川崎 克：高脂血症性めまい，寺本 純偏，めまい診療のすべて，Vol. 95 No. 8, p. 1191-1196, 診断と治療社，2007.
11) 斎藤こずえ，上野聡：3. 超音波検査─椎骨脳底動脈系の超音波検査について─，シリーズ教育講座「画像検査で脳を探る」，Equilibrium Res Vol. 68, No. 4, p. 184-192, 2009.
12) 田渕 哲，寺本和弘：発作性頭位眩暈の臨床，寺本 純偏，めまい診療のすべて，Vol. 95, No. 8, 1205-1212, 診断と治療社，2007.
13) 篠原幸人：新臨床内科学，高久史麿，尾形悦郎，黒川 清，矢崎義雄監修，8 版，Ⅲ, p. 1479, 医学書院，2002.
14) 山脇健盛：神経内科専門医のための総合内科，総合内科専門医のための神経内科，日本内科学会雑誌，Vol. 98, No. 10, 2009.
15) 田岡俊昭，シリーズ教育講座，「画像検査で脳を探る」CT・MRI, Equilibrium Res Vol. 68, No. 3, p. 113-118, 2009.
16) 杉田明美，肥塚 泉：末梢性めまいと鑑別困難であった小脳梗塞例：耳鼻臨床，Vol. 102, No. 8, p. 617-622, 2009.
17) 宮島奈歩，林 裕次郎，石黒隆一郎，川浦光弘：方向交代性上向性眼振を示した椎骨動脈瘤の一例，神奈川医学会雑誌，Vol. 33, No. 2, p. 198, 2006.
18) 田崎義昭，斎藤佳雄，坂井文彦：ベッドサイドの神経の診かた，p. 228, 2004, 南山堂.
19) 堀 進悟：座談会，めまい・失神の診断と治療，日本内科学会雑誌，Vol. 84, No. 4, p. 597, 1995.
20) 岩崎 靖：見て聴いて考える道具いらずの神経診療，めまいを訴える患者の診かた，medicina, Vol. 45. No. 7, p. 1347-1349, 2008.
21) 高木 誠：特集●めまいと失神，血行再建術の適応となるめまい，日本内科学会雑誌，Vol. 84, No. 4, p. 55-59, 1995.
22) 廣瀬源二郎：めまい患者に複視があったときの対応，耳鼻咽喉科・頭頸部外科クリニカルトレンド，part4, 野村恭也，本庄 巖，小松崎篤編，p. 135, 中山書店，2004.
23) 坂田英治：めまいの臨床，p. 39, 新興医学出版社，2003.

24) 笠井大嗣他：頭部 MRI 上脳梁膨大部に高信号域を認め，神経症状を伴ったレジオネラ肺炎の 1 例，日呼吸会誌，Vol. 47, No. 8, 2009.
25) 成富博章，片山正寛，佐古田三郎：めまいと前庭皮質，p. 75-81，日常診療に役立つめまいと平衡障害，内野善生，古屋信彦編，金原出版，2009.
26) Powers SR Jr., Drislane TM, Nevins S : Intermittent vertebral artery compression : a new syndrome. Surgery 49, p. 257-264, 1961.
27) 喜多村孝幸：頭痛診断における頸椎 X 線の有用性，坂井文彦編，頭痛診療のコツと落とし穴，p. 63, 2003.
28) 渡邊行雄，中村　正：「めまい」をどう診るか―BPPV，メニエール病のガイドラインから，日本医事新報，p. 34, No. 4506, 2010.
29) 中山杜人：中枢性めまい，危ないめまい―血管病変を中心に―，PTM 治療マニュアル 8（4）oct., 2008.
30) 西岡久寿樹編：線維筋痛症ハンドブック，日本医事新報社，2007.
31) 五島史行，浅間洋二，中井貴美子：めまいを主訴とした線維筋痛症の治療経験，日耳鼻，108, p. 1171-1174, 2005.

索引

あ行

悪性発作性頭位眩暈　13, 14, 41
足踏み検査　51, 62
アデノウイルス　66
アテローム硬化　52

胃癌　88, 129
意識消失　22, 31, 79, 94, 108
一過性黒内障　22
一過性脳虚血発作　131
医療面接　19

ウイルス性胃腸炎　48
ウェルニッケ脳症　66
うつ病　112

延髄外側症候群　58
円背　100

か行

開脚歩行　24
回転性めまい　6, 22, 32, 34, 35, 38, 40, 42, 46, 52, 53, 54, 56, 63, 64, 70, 75, 77, 79, 100, 107, 108, 129
解離性椎骨動脈瘤　20, 42, 43
外リンパ瘻　10
下眼瞼向き眼振　37
下眼瞼向き垂直性眼振　47, 68, 84
仮性ダンディ症候　67, 71, 81
家族歴　59
肩こり　20, 39, 42, 64, 73, 75, 88, 89, 92, 95, 98, 100, 103, 107, 110, 118, 120, 122, 131
ガニ股歩行　24, 48
過敏性大腸炎　112

癌　88
感音難聴　69
感音難聴（片側の）　62
眼球クローヌス　88
冠攣縮性狭心症　120
冠状バイパス術　28
眼振　28
眼前暗黒　21, 53, 68, 79, 94, 122, 131
眼底出血　86
冠動脈ステント　35

危険因子　6, 11, 18, 32, 34, 37, 47, 50, 123
嗅覚障害　110
急性散在性脳脊髄炎　66
境界型糖尿病　90
橋梗塞　30, 31, 36, 47, 64, 107, 109
狭心症　120
虚血性心疾患　22, 64
起立性低血圧　39, 80

くも膜下出血　24
ぐらぐら感　45, 46, 52, 71
群発頭痛　112

経過観察　47
頸性めまい　75, 77
頸椎 X-ray　70, 73, 75
頸椎症性脊髄症　107
頸椎椎間板ヘルニア　80
頸椎変形　90
頸動脈エコー　28, 88, 123
頸動脈狭窄　28
軽度のめまい　49
頸部 CTA　28, 68, 84
結核・真菌性髄膜炎　66
血管迷走神経反射性失神　22

減衰現象　29, 41, 63, 77, 87, 88, 90, 97, 100, 105, 108, 111, 113, 116, 121, 123, 126

構音障害　22, 30, 47, 131
高血圧　35, 44, 59, 63, 84, 125, 126, 131
高血圧症　28, 32, 103, 107, 122
高血糖　38
高脂血症　35, 45, 103, 131
甲状腺機能亢進症　118
後頭部痛　19, 52
後頭部痛（一側に片寄った）　20
後頭部頭重感　125
高尿酸血症　131
硬膜下血腫　58
高齢者　100
黒内障　84
骨粗鬆症　45

さ行

鎖骨下動脈盗血症候群　14
左右側方注視眼振　47

耳後部痛　42
耳後部痛（一側の）　20
四肢の脱力　22
耳性帯状疱疹　10
失神　22
自発眼振検査　31, 47, 51, 54
しびれ　19
しびれ（左前腕の）　131
しびれ（両足先の）　130
脂肪肝　90
斜行性眼振　30, 37, 43, 50, 54, 62, 67, 84
ジャンブリング現象　67
純回旋眼振　87, 100
上行性眼振　30
小脳梗塞　4, 22, 28, 32, 34, 46, 58, 63, 84
小脳失調　48
小脳出血　36, 51, 58
職歴　99
心筋梗塞　122
神経血管圧迫症候群　13, 114
神経ベーチェット病　66

心房細動　46, 116, 118, 125
心療内科　130

垂直性眼振　19, 38, 68, 84
水平性眼振　29, 30, 68, 93, 111, 121, 127

精神・神経症状　112
脊髄小脳変性症　88
脊柱管狭窄症　64
線維筋痛症　112
前縦靭帯硬化症　70
全身の疼痛　112
前庭神経炎　10, 35
前立腺癌　48

僧帽弁閉鎖不全　126
側頭葉動静脈奇形　49

た行

帯状疱疹ウイルス　67
大脳動脈狭窄　13, 35
多発性硬化症　22, 66

遅発性内リンパ水腫　10
注視不全麻痺性眼振　66
中枢性発作性頭位眩暈（狭義）　13, 14, 40, 54, 64, 88, 89, 90, 92, 98, 100, 103, 104, 107, 110, 112, 116, 120, 122, 125, 126, 127
中枢性めまい　37
中脳梗塞　50, 52, 53
聴神経腫瘍　13, 50, 61, 62
陳旧性梗塞　25
陳旧性小梗塞　15, 40, 46

椎骨動脈の蛇行　28, 59, 73, 79, 90, 120, 122
椎骨動脈の低形成　104
椎骨動脈起始部のループ形成　89
椎骨動脈狭窄　28
椎骨動脈瘤　13, 42
椎骨脳底動脈循環不全　13, 38, 54, 70, 80, 84, 98, 107, 112, 118, 120, 130
椎骨脳底動脈循環不全症　22, 25, 45, 68, 79, 131

低血糖　20, 22
低髄液圧症候群　14, 60
転移性小脳腫瘍　48
転倒発作　22, 25
点鼻薬　110

頭位眼振検査　29, 30, 31, 50, 51, 54
頭位・頭位変換眼振検査　38, 44, 45, 49, 52, 53, 55, 57, 59, 61
頭位変換眼振検査　29, 30, 51, 54
頭頂部一点の痛み　49
糖尿病　30, 31, 34, 39, 45, 47, 50, 70, 89
糖尿病性腎症　62
糖尿病性網膜症　38
頭部CT　6, 15, 25, 28, 31, 38, 42, 46, 58, 59, 61, 63, 82, 118, 127
洞不全症候群　31, 127, 128
動脈硬化　35
突発性難聴　10, 120

な行

内頸動脈狭窄　13, 35, 64
内頸動脈瘤　13, 39, 40, 86
内側縦束症候群　56

熱中症　132

脳幹虚血　45
脳幹梗塞　31, 54
脳血管障害　12
脳梗塞　21
脳出血　57
脳動脈硬化　86
脳動脈瘤　13, 44, 45, 50
脳内出血　45

は行

背景因子　18
パニック障害　130

非回転性めまい　51, 58
非定型めまい　58

貧血　21

不全麻痺　38
複視　19
不整脈　116, 125, 128
不眠　112
浮遊耳石説　117
浮遊耳石置換法　71, 73, 92
ふらつき　30, 44, 46, 48, 50, 54, 62, 66, 109
ブラックアウト　122
ふらふら感　47, 50, 59, 62, 118
フレンツェル眼鏡　29, 30, 55, 62, 66, 126
ふわふわ感　40, 67, 79

膀胱炎　112
方向交代性眼振　88, 90, 109
方向固定性眼振　109, 129
房室ブロック　128, 132
傍正中橋網様体　56
歩行障害　48, 62
発作性心房細動　116
発作性頭位眩暈　54
発作性頭位眩暈（広義）　14
ホワイトアウト　122

ま行

マッサージ療法　92
末梢（内耳）性めまい　10
慢性硬膜下血腫　58
慢性真珠腫性中耳炎　10

右中大脳動脈狭窄　104

メニエール症候　61
メニエール症候群　8, 50
メニエール病　6, 8, 10, 32, 64, 70, 118

物が縦に揺れる　19
問診　19

ら行

ラクナ梗塞　86, 107

理学療法　71, 92
リスクファクター　6, 11, 18, 24
流行性耳下腺炎　10
良性発作性頭位眩暈　4, 6, 8, 10, 14, 28, 63, 64, 71, 75, 77, 88, 90, 98
良性発作性頭位眩暈（後半規管型）　86, 100
良性発作性頭位眩暈（水平《外側》半規管型）　40, 92, 116, 127

冷汗　22

わ行

ワレンベルク症候群　58

欧文

Bow hunter's stroke　14, 82
Bow hunter 症候群　77, 82
drop attack　22, 25
EVM　10
hemodynamic type　70
KM　10
medial longitudinal fasciculus：MLF　56
MLF 症候　54
MLF 症候群　56
Neurovascular compression syndrome　28
One-and-a-half 症候群　56
opsoclonus　88
paramedian pontine reticular formation（PPRF）　56
Powers 症候群　14, 69
SM　10
Subclavian steal syndrome　14

著者紹介
中山　杜人（なかやまもりと）
1971 年　群馬大学医学部卒業．群馬大学耳鼻咽喉科入局
1975 年　同大学院修了
1977 年　武蔵野赤十字病院耳鼻咽喉科副部長
1980 年　同院内科勤務
1982 年　横須賀共済病院内科勤務（後年内科部長）
2005 年　退職
現在，額田記念病院内科非常勤医

画像と症例でみる
内科医のための「危ないめまい・中枢性めまい」の見分け方

平成 23 年 4 月 20 日　発　行

著作者　　中　山　杜　人

発行者　　吉　田　明　彦

発行所　　丸善出版株式会社
　　　　　〒140-0002 東京都品川区東品川四丁目 13 番 14 号
　　　　　編集：電話(03)6367-6034／FAX(03)6367-6156
　　　　　営業：電話(03)6367-6038／FAX(03)6367-6158
　　　　　http://pub.maruzen.co.jp/

© Morito Nakayama, 2011

組版印刷・製本／三美印刷株式会社

ISBN 978-4-621-08368-0 C3047　　　　　　　Printed in Japan

JCOPY 〈(社)出版者著作権管理機構　委託出版物〉
本書の無断複写は著作権法上での例外を除き禁じられています．複写される場合は，そのつど事前に，(社)出版者著作権管理機構（電話 03-3513-6969，FAX 03-3513-6979, e-mail : info@jcopy.or.jp）の許諾を得てください．